Hypnose-Techniken von A bis Z
Hypnose-Werkzeugkasten 4
12 Blitzhypnoseeinleitungen
23 Hypnose-Einleitungen
6 Hypnose-Vertiefungen
6 Hypnose-Ausleitungen
11 Suggestibilitätstests
4 Ideomotorische Reaktionen
4 Matrix Hypnosen

**Wenn du dieses Buch aufschlägst,
öffnest du die Tür zu etwas Neuem,
zu etwas WUNDER-barem.
Sei erstaunt, welche Möglichkeiten sich dir eröffnen.
Sei offen für all das Neue, das bisher hinter
dem Horizont auf dich gewartet hat.
Sei mutig für das phantastische Abenteuer HYPNOSE.**

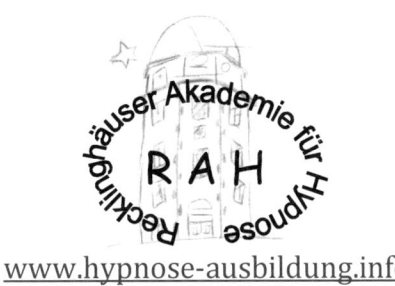

www.hypnose-ausbildung.info

MIX
Papier aus verantwortungsvollen Quellen
Paper from responsible sources
FSC® C105338

www.hypnose-ausbildung.info
Petra Egeling
Hans-Werner Egeling

Hypnose-Techniken von A bis Z
Hypnose-Werkzeugkasten 4
12 Blitzhypnoseeinleitungen
23 Hypnose-Einleitungen
6 Hypnose-Vertiefungen
6 Hypnose-Ausleitungen
11 Suggestibilitätstests
4 Ideomotorische Reaktionen
4 Matrix Hypnosen

66 Werkzeuge für Hypnosetherapeuten/Innen und Hypnotiseure
Eine Bereicherung für ihre bisherige Arbeit.

**Ein absolutes Muss für jeden,
der mit Hypnose erfolgreich sein will.**

www.hypnose-ausbildung.info

Hypnose-Techniken von A bis Z
Hypnose-Werkzeugkasten 4
12 Blitzhypnoseeinleitungen
23 Hypnose-Einleitungen
6 Hypnose-Vertiefungen
6 Hypnose-Ausleitungen
11 Suggestibilitätstests
4 Ideomotorische Reaktionen
4 Matrix Hypnosen

Bibliografische Information der Deutschen Nationalbibliothek:
Die Deutsche Nationalbibliothek verzeichnet diese Publikation in der Deutschen Nationalbibliografie; detaillierte bibliografische Daten sind im Internet über http://dnb.dnb.de abrufbar.

© 2017 Petra Egeling, Heilpraktikerin, EMDR-Therapeutin
Coverfoto Fotolia
weitere Mitwirkende: Hans-Werner Egeling, Heilpraktiker,
Hypnosetherapeut, NLP Master Praktiker,
HEMDr-Therapeut
Heike Achner, Hypnosecoach

Herstellung und Verlag: BoD – Books on Demand, Norderstedt

ISBN: 978-3-7431-12124

Hypnose-Techniken von A bis Z
Hypnose-Werkzeugkasten 4
12 Blitzhypnoseeinleitungen
23 Hypnose-Einleitungen
6 Hypnose-Vertiefungen
6 Hypnose-Ausleitungen
11 Suggestibilitätstests
4 Ideomotorische Reaktionen
4 Matrix Hypnosen

Unser Hinweis für dich.

Wir erlauben uns, dich mit dem persönlichen „DU" anzusprechen. Wir glauben, dass wir damit eine persönlichere, emotionalere Ebene mit unseren Büchern vermitteln.

Die Werkzeuge und Suggestionstexte in diesem Buch sind aus den Erfahrungen von über dreißig Jahren praktischer Hypnosetherapien und zahlreicher Ausbildungsseminare nach sorgfältiger Prüfung entstanden.

Die „Werkzeuge" stellen eine **Anregung** für den Therapeuten dar und sollen ihn in erster Linie ermuntern, eigene Ideen zu entwickeln.

Lasse also deiner Phantasie freien Raum. Je phantasievoller du bist, desto erfolgreicher wirst du sein.

Für die Durchführung dieser Anregungen in der Hypnose und Hypnosetherapie übernimmst du als Anwender selbst die Verantwortung. Wir Autoren haften nicht für eventuell eintretende unerwünschte Reaktionen durch die Anwendung eines der hier vorgestellten Verfahren.

Dieses Buch kann und will keine seriöse, praxisorientierte Hypnoseausbildung in praktischen Ausbildungsseminaren ersetzen. Aber es kann das vorhandene Wissen erweitern und den Blick für neue Erfahrungen öffnen.

Nimm Dir Zeit zu träumen -

es ist der Weg zu Deinen Zielen

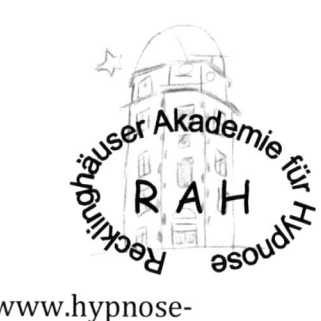

www.hypnose-

Inhaltsverzeichnis

Vorwort		11
Wie nutze ich den Werkzeugkasten		14
Kapitel I	**Grundlagen einer erfolgreichen Hypnose**	17
	Wichtig für eine erfolgreiche Hypnose	17
	Wichtige Information für die Klientin	18
	Stadien der Hypnosetiefen	23
	Phänomene der Hypnose	25
	Sichtbare Anzeichen einer Hypnose	27
	Hypnotische Sprachmuster	28
	Vorgehen bei einer therapeutischen Hypnose	32
	Bildliche Darstellung der Hypnose, Hirnfrequenzen	33
Kapitel II	**Suggestibilitätstests (Imaginationstests)**	35
Werkzeug 1	Händefalttest	37
Werkzeug 2	Fingermagnete	39
Werkzeug 3	Magnetische Hände	41
Werkzeug 4	Hände drücken einen Ballon	43
Werkzeug 5	Ballon und Stein Test	45
Werkzeug 6	Arm wird lang und steif	48
Werkzeug 7	Fenster im Kopf	51
Werkzeug 8	Zitrone	53
Werkzeug 9	Pendeln	56
Werkzeug 10	Vor und zurück schwanken	58
Werkzeug 11	Hände auf dem Kopf falten	60
Kapitel III	**Ideomotorische Reaktionen**	62
Werkzeug 12	Ideomotorische Fingerbewegungen	64
Werkzeug 13	Armlevitation bei Raucherentwöhnung	67
Werkzeug 14	Ideomotorische Armlevitation Version 1	70

Werkzeug 15	Ideomotorische Armlevitation Version 2	72
Kapitel IV	**12 Schnell- und Blitzhypnosen**	**74**
Werkzeug 16	Einleitung einer Blitzhypnose im Stehen	76
Werkzeug 17	Einleitung einer Blitzhypnose im Liegen	79
Werkzeug 18	Acht Worte sofort Hypnose	81
Werkzeug 19	Einleitung mit Handreichen	84
Werkzeug 20	Augenschluss im Sitzen	86
Werkzeug 21	Einleitung mit Armzug	90
Werkzeug 22	Einleitung nach H.-W. Egeling	94
	Einleitungen mit Handfixation	100
Werkzeug 23	Einleitung mit Handfixation I	101
Werkzeug 24	Einleitung mit Handfixation I A	102
Werkzeug 25	Einleitung mit Handfixation I B	103
Werkzeug 26	Einleitung mit Handfixation II	104
Werkzeug 27	Einleitung mit Handfixation III	106
Kapitel V	**Aktive Hypnoseeinleitungen**	**108**
	Fixationsmethoden	109
Werkzeug 28	Fixation auf einen Kegel Version I	112
Werkzeug 29	Fixation auf einen Kegel Version II	114
Werkzeug 30	Sanfte Fixation auf einen Kegel	115
Werkzeug 31	Bewegte Augenfixation bei geöffneten Augen	120
Werkzeug 32	Bewegte Augenfixation bei geschlossenen Augen	122
Werkzeug 33	Fixation auf eine Kerzenflamme	123
Werkzeug 34	Farbtafel	127
Werkzeug 35	Hypnosekarte	130
Werkzeug 36	Einleitung mit dem Atem	132
	Einleitung mit „Posthypnotischer Suggestion"	134
Werkzeug 37	„Posthypnotische Suggestion" Anregung 1	136
Werkzeug 38	„Posthypnotische Suggestion" Anregung 2	137
Werkzeug 39	„Posthypnotische Suggestion" Anregung 3	138

Werkzeug 40	„Posthypnotische Suggestion" Anregung 4	139
Werkzeug 41	„Posthypnotische Suggestion" Anregung 5	140

Kapitel VI — Passive, verbale Hypnoseeinleitungen — 142

Werkzeug 42	Verbale Strategische Hypnose	143
Werkzeug 43	Die „Acht Stufen Einleitung	145
Werkzeug 44	Finger auf die Stirn legen	148
Werkzeug 45	Mit einer Rolltreppe durch ein Haus führen	153
Werkzeug 46	In verschiedene Zimmer führen	159
Werkzeug 47	Eine spirituelle Einleitung	164
Werkzeug 48	Gewährende, verbale Einleitung mit Konfusion	168
Werkzeug 49	5,4,3,2,1, Einleitung	170
Werkzeug 50	Eine sanfte, aber effiziente Einleitung	174

Kapitel VII — Vertiefungstechniken — 179

	Fraktionieren in der Hypnose	180
Werkzeug 51	Eine Hand auf die Schulter legen	181
Werkzeug 52	Arm heben und senken	181
Werkzeug 53	Vertiefen mit einem Kegel	182
Werkzeug 54	Eine Treppe hinunterführen	184
Werkzeug 55	Vertiefen mit einem Aufzug	185
Werkzeug 56	Eine Traumreise „Wiese"	188

Kapitel VIII — Ausleitungen — 190

Werkzeug 57	Die acht Stufen Ausleitung	192
Werkzeug 58	Ausleitung mit der Treppe bei Übergewicht	193
Werkzeug 59	Ausleitung mit der Treppe bei Rauchern	195
Werkzeug 60	Einen Arm anheben	198
Werkzeug 61	Ausleitungen mit Berührungen	199
Werkzeug 62	Eine kurze Ausleitung bis drei zählen	200

Kapitel IX	2 besondere Hypnoseeinleitungen	**201**
	Matrix-Hypnose (Hypnotisches Koma)	201
Werkzeug 63	Matrix-Hypnose, Variation 1	203
Werkzeug 64	Matrix-Hypnose, Variation 2	207
Werkzeug 65	Meine Version nach Dave Elman	212
Werkzeug 66	Standarttext für eine erste Hypnose	221
Über die Autoren		231
Nachwort		232
Literaturliste		233

Vorwort

Um eine Klarheit in der Ansprache zu erreichen, werde ich dich als Hypnosetherapeut ansprechen, auch wenn du eine Therapeutin bist. Die zu hypnotisierende Person werde ich in der weiblichen Form benennen, so dass ein Ausgleich entstehen kann.

Immer wieder werden wir in den von uns durchgeführten Seminaren nach Literatur gefragt, die Anregungen für die Einleitung, Vertiefung und Ausleitung von Hypnosen enthalten. Die von uns erstellten Seminarunterlagen bieten eine Vielzahl von praxisbezogenen und erfolgreichen Hinweisen und Beispielen, wie eine erfolgreiche Hypnose durchgeführt werden kann. In der Hypnose-Literatur, oder auch bei Ausbildungsseminaren, werden häufig nur wenige Möglichkeiten der Hypnose-Einleitung,
-Vertiefung oder -Ausleitung gelehrt.
Zum ersten Mal aber werden, unseres Wissens nach, in dieser kompakten Form viele wirksame Techniken in einem Buch zusammengeführt.

Wir können das Rad auch nicht neu erfinden. Eben so wenig können wir ganz neue Hypnosen erfinden. Alle ausführbaren Techniken, die wir irgendwo gelesen, gehört oder gesehen haben, haben wir erprobt und für uns verändert. Wir haben alle üblichen Techniken als Anregung genommen, unsere eigenen Gedanken dazu gefügt und die Wirksamkeit erprobt. Techniken, die nicht funktionierten, haben wir beiseite gelassen oder aber für uns neu entwickelt, bis sie funktionierten. So ist dieses Buch entstanden. Wir haben also nur das getan, was wir dir empfehlen und was alle guten Hypnosetherapeuten gemacht haben, nämlich Anregungen aufgenommen und für uns verändert, so dass sie uns entsprechen.
Das Wichtigste ist, dass auch du dieses Buch nur als Anregung annehmen und mit deinen eigenen Gedanken und Ideen erweitern und

vervollständigen wirst, damit es deiner Persönlichkeit entspricht und kongruent wird.

Dieses ist der vierte Hypnose-Werkzeugkasten für alle, die mit Hypnose arbeiten. Durch den Erfolg in unseren Ausbildungsseminaren angeregt, werden noch weitere Werkzeugkästen erarbeitet. Das Feedback über die bereits von uns veröffentlichen Bücher regt uns an, weitere Bücher in der gleichen Form zu verfassen.
Die Bewertung von Klienten und Seminarteilnehmern bestätigt die Wirksamkeit der in unseren Büchern angebotenen Werkzeuge.
In allen Hypnose-Werkzeugkästen fließt die Erfahrung von über 30 Jahren praktischer Hypnosetherapie und langjähriger Seminarleitung ein.

Wichtig

Um erfolgreiche Psychotherapie mit Hypnosen durchzuführen ist es nicht unbedingt erforderlich, besonders fein zusammengesetzte suggestiv wirkende Texte von Hypnoseexperten auswendig zu lernen. Das Geheimnis der positiven Veränderung liegt in der Anwendung von einfachen und leicht verständlichen Suggestionen. Die Hypnose sollte immer dem Sprach- und Denkmuster der Patientin angepasst sein und deiner Wahrnehmung entsprechen.
Sei dir immer bewusst, dass die Sprache des Unbewussten die Bildersprache ist. Das siehst du daran, dass das Unbewusste in Träumen innere Erlebnisse verarbeitet. Wähle also Worte, die das Unbewusste der Patientin / Klientin in Bilder umsetzen (dolmetschen) kann. Diese inneren Bilder bewirken Gefühle. Nur dann, wenn du diese Ebene erreichst, können sich die inneren Bilder und die Gefühle verändern. Dann hast du Erfolg.
Passe die Hypnose dem Patienten an und nicht den Patienten an die Hypnose!

Uns ist wichtig, klar und deutlich herauszustellen, dass im Grunde jede Einleitungstaktik auch als Vertiefung genutzt werden kann. Wie auch fast jede Vertiefungsmethode als Einleitung dienen kann. So können auch einige der sogenannten Suggestibilitätstests zur Einleitung oder Vertiefung angewandt werden. Es kommt nur darauf an, die Methode kreativ zu verändern und sie dem Klienten anzupassen.

Bei einigen Werkzeugen von Hypnoseeinleitungen fügen wir auch Hypnoseausleitungen an, um die Techniken im Zusammenhang „Einleitungen – Ausleitungen" verständlicher zu machen. Im Kapitel VIII sind verschiedene Ausleitungstechniken klar und übersichtlich zusammengefasst.

Bitte nutze hier die Möglichkeit auf dieser Seite deine eigenen Ideen einzubringen und die Suggestionen zu ergänzen oder anzupassen.

Meine eigenen Ideen

Wie nutze ich den Werkzeugkasten?

In diesem 4. Werkzeugkasten wollen wir Hypnosetherapeutinnen und Hypnosetherapeuten „Werkzeuge" zur Ergänzung ihrer bisherigen Arbeit mit Hypnose anbieten. Mit den hier angebotenen „Werkzeugen" kann jeder Therapeut seine bisherigen Techniken um ein Vielfaches an neuen Möglichkeiten erweitern.

Zu jedem hier angebotenen Werkzeug geben wir ganz bewusst nur eine kurze Anregung zur Anwendung. Jeder Therapeut sollte in der Lage sein, eigene Ideen und Texte zu entwerfen und zielorientiert in die hier angebotenen Hypnosesuggestionen einzuflechten.

Alle unsere „Werkzeugkästen" sind als Arbeitsbuch gedacht. Deshalb werden wir immer wieder Leerseiten einfügen, damit Sie Ihre eigenen Ideen zur Vervollständigung sofort notieren können.

Jedes Werkzeug in diesem Werkzeugkasten ist ein Angebot an dich, immer wieder verschiedene Einleitungen, Vertiefungen und Ausleitungen zu kombinieren. Nutze so viele Werkzeuge, wie du benötigst, um es optimal der Patientin anzupassen. **Am Ende des Buches bieten wir dir mit dem Werkzeug 66 eine mögliche Einleitung mit Vertiefung und Ausleitung in voller Länge an.**

Wir haben dieses Buch so aufgebaut, dass immer ein Werkzeug auf zwei bis vier Seiten zusammengefasst ist. Wir regen dich an, diese Seiten doppelseitig zu kopieren, damit du die Texte wie auf einer Karteikarte lesen kannst.

Dann brauchst du nur noch die „Karteikarten", auf die Klientin abgestimmt, zur Hand nehmen und in deine Therapie einzubauen. Du kannst die Karteikarte ablesen oder, und das ist viel besser, Teile davon verändern, ergänzen und damit der Klientin anpassen.

So schaffst du dir einen **persönlichen Werkzeugkasten**.

Wenn du unsere Anregungen annehmen kannst, wirst du bald viele Werkzeuge auf „Karteikarten" zur Verfügung haben. Je mehr Werkzeuge du hast, desto variabler und erfolgreicher wird deine Hypnosearbeit sein.

<u>**Wichtig:**</u>
Erklärungen zu den Werkzeugen sind in normaler Schrift.
Die zu sprechenden Suggestionen sind fett in kursiver Schrift.
.... regen zu Sprechpausen an.

Fange jetzt an, dir deinen „Persönlichen Werkzeugkasten" zu erstellen. Wir wünschen dir viel Freude und Erfolg mit deinem „Persönlichen Werkzeugkasten."

Bitte nutze hier die Möglichkeit auf dieser Seite deine eigenen Ideen einzubringen und die Suggestionen zu ergänzen oder anzupassen.

Meine eigenen Ideen

Kapitel I Grundlagen einer erfolgreichen Hypnose

Im Grunde könnten wir den Grundlagen einer erfolgreichen Hypnose ein eigenes Buch widmen. Unser Ziel aber ist es, ohne ausschweifende Ausführungen, kurz und knapp, die wichtigsten Grundlagen praxisnah so aufzuzeigen, dass du unsere Anregungen sofort in deiner Praxis anwenden kannst.

Zu den wichtigen Grundlagen gehört die Frage, ob bei einer Hypnose Entspannungsmusik gespielt werden sollte. Hierzu können wir aus unser Erfahrung sagen, dass dies individuell angepasst werden sollte. Einige Patienten begrüßen Entspannungsmusik und können sich durch sie besser entspannen. Dann solltest du Entspannungsmusik einfließen lassen. Grundsätzlich aber ist Musik zur Trance nicht erforderlich. Hypnose funktioniert mit und ohne Entspannungsmusik. Deine Ausstrahlung, dein Wissen und deine Empathie sind ausschlaggebend für eine erfolgreiche Hypnose.

Das Allerwichtigste für eine erfolgreiche Hypnose bist DU!!!

Die Technik der Hypnose ist einfach und kann von jedem Menschen erlernt werden. Wenn du jedoch nur die Technik beherrscht,
bist du ein schlechter Hypnotiseur.
Hast du zusätzlich auch das Fachwissen und psychologische Kenntnisse, um Veränderungen zu erreichen,
bist du ein Hypnotiseur.
Kannst du außerdem flexibel und intuitiv die Menschen wahrnehmen, *bist du ein guter Hypnotiseur.*
Hast du obendrein die richtige Intention, und damit meine ich deine Motivation, Beweggründe und Ethik, die hinter deinem Handeln stehen, wird deine Ausstrahlung kongruent sein. Nur dann, wenn du die Hypnose mit ganzer leidenschaftlicher Glut, mit jeder Faser deines Lebens mit Freude und mit ganzem Herzen und voller Liebe machst,
bist du ein herausragender Hypnotiseur.

Wichtige Informationen für die Patientin / Klientin

 Vor der Hypnose ist es ganz wichtig, die Patientin/Klientin auf die Hypnose vorzubereiten.

Hierbei kommt es darauf an, die Vorstellung, wie die Hypnose sein wird, oder wie sie diesen Zustand erfahren wird, zu relativieren. Eventuell hat die Patientin/Klientin durch Showhypnosen ein völlig falsches Bild von Hypnosen.
Du kannst folgenden Vergleich anwenden, ein Showhypnotiseur ist wie ein Regisseur, der für seinen Film einen geeigneten Schauspieler testet. Wer sich am besten eignet, bekommt die Rolle. Analog dazu: Wer sich am besten auf die Show einlässt, wird die beste Hypnose erleben.

☆ **Als Erstes mache der Patientin/Klientin deutlich, dass Hypnose ganz normal und natürlich ist.**

Jeder Mensch ist mindestens zwei Mal am Tag in einer Hypnose. Nämlich morgens, wenn er aus dem Schlaf in das Wach-Bewusstsein geht und abends, wenn er von dem Wach-Bewusstsein in den Schlaf sinkt. Um der Patientin/Klientin das sichtbar zu machen, nutze die Vorlage auf
Seite 30.

Die Patientin/Klientin ist während der Hypnose also zwischen Wachen und Schlafen. Frage sie zum Beispiel: „Haben Sie es schon erlebt, dass Sie morgens zu gewohnter Zeit wach wurden, aber nicht aufzustehen brauchten, weil vielleicht Sonntag war? Sie dämmerten ein wenig vor sich hin. Nach einer gewissen Zeit wurden sie dann vollständig wach. Und hatten sie nicht das Gefühl, dass gerade einmal wenige Minuten vergangen waren? In Wirklichkeit haben Sie jedoch sehr viel länger vor sich hin geträumt. Das ist der Zustand der Hypnose. Du kannst diesen Zustand auch als „gedankenverloren" bezeichnen." Frage die Patientin/Klientin, wann sie solch einen Zustand schon einmal erlebt hat . Damit bindest du die Patientin/Klientin in den Hypnoseprozess mit ein. Eine gute Voraussetzung für eine erfolgreiche Hypnose.

 Du brauchst nicht in Hypnose gehen, aber Du darfst es.

Ich wiederhole diesen Satz öfter, weil er sehr wichtig ist. Gib dem Menschen die Möglichkeit der Eigenverantwortung. Durch diesen Satz nimmst du den Erfolgsdruck von der Patientin, unbedingt in eine Hypnose gehen zu <u>müssen.</u> Aber sie <u>darf</u> in eine Hypnose gehen, falls sie es möchte.

 Die Patientin könnte, wenn sie wollte, die Augen öffnen oder sogar aufstehen.

Sage der Patientin/Klientin, dass sie die Augen öffnen kann, falls ihr danach ist. Weil sie sich aber in der Regel in der Entspannung so wohl fühlt, wird sie es nicht tun wollen. Falls es aber dennoch dazu kommt, nutze diesen Fakt zur Vertiefung. „Es ist gut, noch einmal zu sehen, wie sicher und geborgen Sie sind".

☆ **Immer ist die Hypnose eine eigene Leistung der Patientin/Klientin.**

Erickson hat es ungefähr so formuliert: " Wie tief wollen sie heute in Hypnose gehen?" Wir Hypnosetherapeuten/Hypnosecoaches zeigen nur einen Weg, auf den wir den Menschen begleiten. Die Patientin/Klientin bestimmt selbst, wie weit sie den Weg mit uns gehen mag.

Niemand kann gegen seinen Willen hypnotisiert werden. Der Mensch muss damit einverstanden sein.

Die Patientin/Klientin soll alles nur geschehen lassen. Sie soll sich nicht einmal Mühe geben. Je mehr sie sich bewusst anstrengt, um in eine Hypnose zu gelangen, desto weniger wird es ihr gelingen.

 In der Hypnose wird der Mensch auch nur das zulassen, was er im Wachzustand machen würde.

Darauf beruhen auch die Effekte einer Schauhypnose. Wer von uns hat nicht schon einmal ganz bewusst Dinge getan, die man im normalen Alltag nicht tun würde. Im Karneval zum Beispiel oder bei einer lustigen Feier. Ein Schauspieler tut in der Rolle, die er verkörpert, ja auch Dinge, die er im normalen Alltag vermutlich nicht machen würde.

 Sage der Patientin/Klientin, dass Du das Wort „Schlafen" benutzen wirst.

Damit gibst du dem Unterbewusstsein zu verstehen, dass der Körper in eine Entspannung gehen soll. Wie im Schlaf wird das Herz ruhiger schlagen, die Patientin/Klientin wird ruhiger atmen und die Muskulatur entspannt. Wenn die Patientin/Klientin das Gefühl hat, einschlafen zu wollen, darf sie dem Gefühl nachgeben.

 Sie soll sich nicht auf die Worte, die Du gebrauchst, konzentrieren.

Wenn sie sich zu sehr nur auf deine Worte konzentriert, kann sie, ähnlich wie bei einem spannenden Krimi, nicht entspannen. Sie soll einfach nur Ihren Gedanken und Gefühlen folgen. Viele Menschen nutzen dazu den Begriff: **„fallen lassen"**. Wir nutzen den Begriff immer und ausschließlich zusammen mit einem schönen Bild: „sanft und weich, wie in ein Daunenbett hinein **fallen lassen**", denn fallen kann auch weh tun.

 Die Patientin/Klientin wird während der Hypnose alles wahrnehmen, was geschieht.

Geräusche von außen, ihre eigene Körperwahrnehmung usw. Im Zustand der Hypnose sind diese Wahrnehmungen völlig gleichgültig. Du kannst Geräusche sogar zur Vertiefung nutzen, zum Beispiel: „Und so, wie das Geräusch des vorbeifahrenden Autos langsam ruhiger wird und Stille sein kann, werden auch sie immer ruhiger und stiller in sich selbst".

 Die Patientin/Klientin wird sich nach der Hypnose an alles erinnern.

Eventuell nicht an den genauen Wortlaut, sondern dem Sinn nach. In einer tiefen Hypnose kann auch eine Amnesie (Erinnerungslosigkeit) eintreten. Du kannst diese sogar suggerieren. Die Erinnerungsfähigkeit kann aber jederzeit zurückkommen.

 Die Patientin/Klientin kommt ganz sicher auch aus der Hypnose wieder heraus.

Oft werden wir gefragt, ob ich die Patientin/Klientin auch sicher wieder aus der Hypnose herausholen kann. Ja natürlich kommt sie sicher nach der Hypnose wieder in das Tagesbewusstsein. Da sie sich ja in der Hypnose zwischen Wachen und Schlafen befindet, stellt das kein Problem dar. Entweder sie schläft ein und wird dann ganz normal wach oder sie wird sofort wach. In der Hypnose ist noch niemals jemand stecken geblieben.

Bitte nutze hier die Möglichkeit auf dieser Seite deine eigenen Ideen einzubringen und die Suggestionen zu ergänzen oder anzupassen.

Meine eigenen Ideen

Stadien der Hypnosetiefen

Bevor ich dir Phänomene, die in der Hypnose möglich sind, aufzeige, möchte ich auf die Tiefe einer Trance eingehen.

Es gibt verschiedene Skalen mit einer Abstufung von drei bis fünfzig Stadien. Du kannst diese Abstufungen kaum feststellen, da sie fließend ineinander übergehen. Schließlich gibt es kein Messgerät, das die Tiefe einer Hypnose anzeigen könnte.

Für dich ist es aber auch gar nicht erforderlich zu wissen, in welchem Trancezustand der Mensch sich befindet. Du brauchst dir auch keine Mühe zu geben, ihn besonders tief in eine Hypnose zu begleiten. Bereits in einer leichten Trance ist die Aktivität des bewussten Denkens leicht eingeschränkt, und die Klientin nimmt logische Suggestionen an. Für deine Arbeit reicht eine mittlere Trance vollständig aus. Denn schon in einem leichten hypnoiden Zustand sind Regressions- und analytische Therapie möglich. Sicherer ist es natürlich, eine tiefere Trance zu erreichen.

Denke immer daran, dass die Patientin nur so tief in Trance sinkt, wie sie es zulässt. Du kannst Ihr durch deine Suggestionen nur helfen, sich tiefer zu entspannen. **Wenn sie es will**.

Der folgenden Tabelle (H.B. Crasilneck, J.A. Hall, 1975) kannst du Hinweise auf die Tiefe der Trance entnehmen. Allerdings musst du wissen, dass die Phänomene nicht in der Reihenfolge entstehen müssen, wie sie in der Tabelle aufgeführt sind. Das Unbewusste ist in der Lage, den Menschen spontan in eine tiefe Hypnose sinken zu lassen und hypnotische Phänomene zu erzeugen. Der Zustand einer Hypnose verläuft auch nicht linear, sondern wellenförmig. Das heißt, dass die hypnotisierte Person jederzeit eine leichtere oder tiefere Trance durchlaufen kann.

Stadium	Merkmale	Phänomene
Hypnoider Zustand	Die Augenlider flattern und schließen sich. Eine körperliche Entspannung beginnt.	Muskuläre Schlaffheit, lethargisches Gefühl (Schläfrigkeit)
Leichte Trance (Somnolenter Zustand)	Augenkatalepsie (Die Augen können nur schwer oder gar nicht geöffnet werden.) Die Atmung wird ruhig und regelmäßig.	Die Lethargie vertieft sich. Körperliche Katalepsie ist möglich. (Wenn z. B. ein Arm angehoben wird, verbleibt er nach dem Loslassen in der Stellung.) Der Mensch kann mit geschlossenen Augen ohne Tranceverlust sprechen. Regressions- und analytische Therapie sind möglich.
Mittlere Trance (Hypotaxie)	Die Atmung ist ruhig und regelmäßig. Der Muskeltonus ist stark herabgesetzt. Die Muskeln sind schlaff. Der Körper ist total entspannt.	Teilweise Empfindungslosigkeit ist möglich (z.B. Handschuh-Anästhesie). Teilweiser Wahrnehmungsverlust und dadurch Erinnerungsverlust (partielle Amnesie) sind möglich. Logische Suggestionen, die der Persönlichkeit des Menschen entsprechen, werden ausgeführt. Halluzinationen können erzeugt werden.

Tiefe Trance (Somnambuler Zustand)	Die Atmung ist ruhig und regelmäßig. Der Muskeltonus ist stark herabgesetzt. Die Muskeln sind schlaff. Der Körper ist total entspannt.	Der Mensch kann die Augen öffnen, ohne aus der Trance zu kommen. Totale Amnesie (Erinnerungsverlust) und Anästhesie (Schmerzlosigkeit) können erzeugt werden. Das Wachbewusstsein verliert die Kritikfähigkeit. Suggestionen, auch wenn sie unlogisch und realitätsfremd sind, werden angenommen. Auf entsprechende Suggestionen werden positive Halluzinationen (irreale Dinge werden als real wahrgenommen) und negative Halluzinationen (real vorhandene Dinge werden nicht mehr wahrgenommen) realisiert.

Phänomene, die bei entsprechender Hypnosetiefe realisiert werden können.

Denke immer daran, dass die Patientin nur so tief in Trance sinkt, wie sie es zulässt. Du kannst Ihr durch deine Suggestionen nur helfen, sich tiefer zu entspannen. **Wenn sie es will.**
Für eine erfolgreiche therapeutische Sitzung muss keine besondere Tiefe erzeugt werden. Schon im leichtesten Hypnosestadium können Suggestionen angenommen und verwirklicht werden.
Raucherentwöhnung oder Gewichtsreduktion (wenn ein erlerntes falsches Essverhalten vorliegt – abendliche Süßigkeiten oder Teller immer leer essen-) funktionieren z.B. in ganz leichter Hypnose.
Wenn ein Mensch **hoch suggestibel ist, benötigt er dazu sogar gar keine Hypnose. Du kennst sicher auch Menschen, die ohne Hypnose**

z.B. aufgehört haben zu rauchen oder Ihr Gewicht reduzierten.
Ich denke, diese Menschen haben unbewusst sehr erfolgreich Selbsthypnose angewandt.
Hier gebe ich dir einen Überblick in welcher Reihenfolge deine Suggestionen, in jeweils entsprechender Tiefe, am wahrscheinlichsten funktionieren können.

- Augenlid-Katalepsie - Person kann die Augen nicht öffnen.
- Armkatalepsie - Person kann den Arm nicht mehr bewegen.
- Armlevitation - Arm hebt sich bei bereits angehobenem Arm.
- Trigger für folgende Hypnosen – z.B. Finger auf die Stirn legen.
- Hand an Stirn, oder Fuß am Boden bei <u>geschlossenen</u> Augen festgekleb
- Hand an Stirn, oder Fuß am Boden bei <u>geöffneten</u> Augen wie festgekleb
- Hände können nicht aufhören zu kreisen.

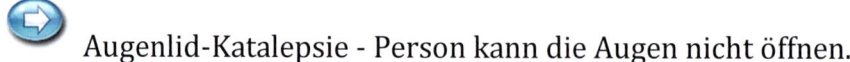

- Zahlen verschwinden lassen bei geöffneten Augen (Amnesie erzeugen)
- Den eigenen Namen vergessen (Amnesie).
- Analgesie /Anästhesie (schmerzarm oder schmerzfrei).
- Positive Halluzinationen (Sieht etwas, was nicht da ist).
- Negative Halluzinationen (Sieht etwas nicht, was aber da ist).

Sichtbare Anzeichen einer Hypnose

Ob und wie tief der Mensch in Hypnose ist, kannst du ohne technische Geräte (Hautwiderstandsmessung, EEG) nicht feststellen.

Es gibt aber Anzeichen, die für einen hypnotischen Zustand sprechen. Du musst nur wissen, dass diese Anzeichen vorhanden sein **können**, aber nicht unbedingt sein **müssen**. Hypnose kann auch sehr tief sein, wenn keines der folgenden Anzeichen besteht.

- ☆ **Die Augenlider können zittern.**
  Das kannst du für eine Vertiefung nutzen: "Es ist ganz normal, dass die Augenlider zittern und führt sie immer tiefer in eine angenehme Entspannung".

- ☆ **Die Augen bewegen sich hinter den geschlossenen Augenlidern.** Das kann ein Zeichen für tiefe Hypnose sein.

- ☆ **Bei der Einleitung gehen die Augäpfel nach oben, während sich die Lider schließen.**
  Das kann auch ein Zeichen für tiefe Hypnose sein.

- ☆ **Die Atmung wird ruhiger und es tritt eine Bauchatmung ein.**

- ☆ **Entspannte Gesichtszüge, oft fällt der Unterkiefer etwas herunter und der Kopf neigt sich im Sitzen nach vorne.**

- ☆ **Die Hautdurchblutung im Gesicht und am Hals verändert sich.** Häufig tritt eine leichte Rötung ein.

- ☆ **Das wichtigste Kriterium ist die Befolgung deiner Suggestionen** z. B. „schweres Bein" oder „Armlevitation".

Hypnotische Sprachmuster

Hypnotische Sprachmuster sind Formulierungen, die ein Therapeut konditioniert hat, die immer, in jeder Phase der Hypnose, sofort abrufbar sind. Du solltest auch einige dieser Sprachmuster konditionieren. So kannst du immer, wenn du es brauchst, darauf zurückgreifen. Aber auch diese konditionierten Sprachmuster verändere individuell für jeden Einzelfall. Ich gebe dir ein Beispiel.

Konditioniert: *„Alles was ich sage, nimmt dein Unterbewusstsein auf eine neue Art wahr, bewertet alles ganz neu und integriert es neu in dein Denken Fühlen und Handeln. Und alles wird genauso geschehen, weil du es so willst".*

Verändert: *„Meine Stimme begleitet dich die ganze Zeit und überall hin. Und alles was meine Stimme sagt, jedes Wort, jeden Satz, jede Bedeutung, nimmt dein Unterbewusstsein auf eine neue Art wahr, bewertet alles ganz neu, so wie es für dich richtig und gut ist, und integriert es neu in dein Denken Fühlen und Handeln. Und alles wird genauso geschehen, weil du es so willst".*

Weitere hypnotische Sprachmuster.

Alles ist möglich!!

Willst du mit mir eine Hypnose machen?

Darf ich in der Hypnose deinen Arm (Stirn, Hand, Schulter usw.) berühren?

Folge einfach nur meinen Anweisungen.

Mit jedem Atemzug, den du tust, und mit jedem meiner Worte entspannst du immer mehr.

Nichts kann deine Entspannung stören, kein Geräusch, kein Licht, keine Berührung.

Je tiefer du dich entspannst, desto wohler fühlst du dich. Und je wohler du dich fühlst, desto tiefer entspannst du dich.

Und mit jedem tiefen Atemzug vervielfacht (verdoppelt) sich deine Entspannung. Wird immer mehr und mehr.

Dein Unterbewusstsein hat alle für dich wichtigen Informationen gespeichert und es steht dir alles dann zur Verfügung, wenn du es brauchst.

Es findet kein Machtkampf statt, du könntest deine Augen eventuell länger aufhalten als ich. Auch das ist in Ordnung. Und du wirst nicht feststellen, ab wann du in einer Hypnose bist. Der Übergang ist fließend. Es ist wie beim Schlafen. Wenn du feststellen willst, ab wann du schläfst, bist du ja bereits eingeschlafen. (Vergleiche die Einleitung Werkzeug 22)

Alles, was wir Menschen tun, können wir immer besser, je öfter wir es tun.

Du wirst erstaunt sein, zu welchen genialen Dingen dein Unterbewusstsein fähig ist. Ich zeige dir einmal, wie stark deine geistige Vorstellungskraft wirkt. Verlass dich darauf, dass du das kannst.

Gehe mit deinen Gedanken in …. Oder: Richte Deine Gedanken auf …

Du brauchst nichts tun dabei, alles geschieht wie von selbst (oder: geschieht von allein).

Und ich kann es nicht für dich tun, also tu du es für dich.

Wenn du willst. Wenn du an dich glaubst

Und der Glaube an dich und deine Fähigkeiten steigt in dir auf wie bunte Luftballons aufsteigen in den Himmel, wenn sie mit Helium gefüllt sind und du sie loslässt.
Und du hast in dir alle Möglichkeiten, alle Fähigkeiten, alle Talente und Begabungen, deine Ziele zu erreichen.
Und du hast schon so viele Ziele erreicht, die scheinbar unerreicht waren. Und dennoch hast du sie erreicht. Hast alle Hindernisse überwunden und alle Blockaden beseitigt.

Achte einmal auf deinen Atem, wie er kommt und geht. Wie du ein- und auch wieder ausatmest. Wie der Atem ganz von allein fließt. Dabei brauchst du nichts tun. Es passiert von selbst. **Lass deinen Atem sich selber atmen.**
Und lass auch deine Gedanken kommen und gehen. Ganz von allein. Dabei brauchst du nichts tun. Denn deine Gedanken kommen von irgendwoher und keiner weiß woher. Bleiben einen Augenblick bei dir und ziehen wieder fort und keiner weiß wohin. **Lass Deine Gedanken sich selber denken.**
Und lass dann auch deine Entspannung sich selber entspannen.

Meine Stimme begleitet dich jetzt und auch überall hin. Und alles was meine Stimme sagt, jedes Wort, jeder Satz und jede Bedeutung nimmt dein Unterbewusstsein mit Interesse und Achtsamkeit wahr. Bewertet es auf deine Art und Weise und integriert es in dein Denken, Fühlen und Handeln. So wie es für dich richtig ist.

Bei jeder Hypnose solltest du eine posthypnotische Suggestion geben, die dir und der Patientin/Klientin die nächste Hypnose erleichtert. Diese Suggestionen kannst du im Verlauf der Hypnose geben, oder bei der Ausleitung. Wichtig dabei ist, dass du diese Suggestionen <u>mehrmals</u> gibst.

Und immer wenn ich dich in Zukunft in eine Hypnose begleiten darf, sage ich dir, wie ich die Hypnose einleite. Wenn ich es dann so tue, wie ich es gesagt habe, sinkst du sofort wieder in eine tiefe Hypnose.

Immer, wenn ich dich in Zukunft in eine angenehme, wohlige Hypnose führe, brauche ich nur meine Hand von deiner Stirn über deine Augen tiefer sinken lassen. So wie meine Hand dann tiefer sinkt, sinkst auch du in eine tiefe Hypnose.

Bitte nutze hier die Möglichkeit auf dieser Seite deine eigenen Ideen einzubringen und die Suggestionen zu ergänzen oder anzupassen.

Meine eigenen Ideen

Bei einer therapeutischen Hypnose empfiehlt sich folgende Vorgehensweise.

Vorgespräch. Anamnese.

Ziel festlegen. Z.B. Raucherentwöhnung, frei von Prüfungsangst usw.

Kenntnisse über Hypnose abfragen. „Hast du schon einmal Hypnose bekommen oder gesehen?" Wenn ja, dann nach Erfahrung fragen. Positive Erfahrung nutzen. Negative Erfahrung in der Hypnose vermeiden.

Hypnoseerwartung relativieren. Seiten 18 bis 21 ?

Gesundheit abklären. „Bist du vollständig gesund oder hast du irgendwelche körperlichen, geistigen oder seelischen Belastungen?"

Einverständnis einholen. „Willst du mit mir eine Hypnose machen?" „Darf ich dich berühren?"

Hypnose einleiten (Induktion). Nimm Deine Lieblingseinleitung, in der du sicher bist.

Vertiefung. Vertiefe die Hypnose sofort! Je eher du sie vertiefst, desto erfolgreicher bist du.

Convincer. Gib der Hypnotisierten einen „Beweis", dass sie in einer Hypnose ist. Sehr gut eignet sich die Beinschwere
(„Dein rechtes Bein ist so schwer, dass du es kaum anheben kannst. Teste es jetzt." Das Bein bleibt liegen).
Durchführung der Hypnose. Zielorientierte Suggestionen geben.

Posthypnotische Suggestionen geben und die Hypnose ausleiten.

Bildliche Darstellung der Hypnose. Anhand dieser Darstellung zeigen wir der Patientin, dass der hypnotische Zustand ganz normal ist.

Gehirnschwingungen Im EEG nachzuweisen	
12 bis 14 Hertz Schwingungen pro Sekunde	**Wachzustand**
8 bis 12 Hertz Schwingungen pro Sekunde	**Alphazustand Trance, Meditation, Hypnose**
6 bis 8 Hertz Schwingungen pro Sekunde	**Schlafzustand**

Bitte nutze hier die Möglichkeit auf dieser Seite deine eigenen Ideen einzubringen und die Suggestionen zu ergänzen oder anzupassen.

<u>Meine eigenen Ideen</u>

Kapitel II Suggestibilitätstests (Hypnosetests)

Alle Suggestibilitätstests sind dem Grunde nach „Ideomotorische Reaktionen". Dem Wort nach: Eine Idee, ein Bild in uns setzt unser Unbewusstes in eine motorische Reaktion um.
Beispiel: Werkzeug 5 Stein und Luftballon
Die Patientin hat das Bild vor Ihrem geistigen Auge. Die leichte Hand geht hoch, die schwere Hand senkt sich.

In sehr vielen Fachbüchern werden die sogenannten Suggestibilitätstests, oder Imaginationstests beschrieben. Es heißt oft, dass, wer den Suggestionen nicht folgt, nicht hypnosefähig, also nicht hypnotisierbar ist.
Ja, es stimmt, dass ich damit die Suggestibilität oder Imaginationsfähigkeit des Menschen testen kann. Aber der Test sagt nichts darüber aus, ob der Mensch in eine Hypnose gehen kann oder nicht. Wenn ich der Patientin/Klientin zum Beispiel sage, dass wir jetzt Ihre Hypnosefähigkeit testen werden, und der Versuch misslingt, was ist dann?
Die Patientin/Klientin verliert das Vertrauen zur Hypnose und in Ihre eigenen Fähigkeiten. Eine Chance zur Hypnosetherapie ist vertan.

Hier möchte ich dir eine wunderbare Strategie empfehlen, das Vertrauen der Patientin in ihre eigenen Fähigkeiten zu stärken. . Nehmen wir an, die Patientin soll den Händefalttest, Werkzeug 1, machen, aber sie öffnet die Hände. **Dann lobe sie auf jeden Fall zuerst und sage:**
„Sie machen das sehr gut. Aber der Sinn der Übung war nicht, die Hände zu lösen. Der Sinn war, dass sie Ihre Hände so fest miteinander verbinden, dass sie die Hände nicht mehr lösen können. Also machen sie es noch einmal. Testen sie, dass sie die Hände so fest verbinden, dass sie sich nicht voneinander lösen."
Im Werkzeug 7 geben wir dir eine andere Version.

Im Grunde kann jeder geistig normale Mensch in eine Hypnose begleitet werden. **Wenn er es will.** Denn der hypnotische Zustand entspricht dem Zustand zwischen Wachen und Schlafen, ist also ganz natürlich und erfordert keine besonderen Fähigkeiten. Du als Hypnosetherapeut oder Hypnosecoach musst nur den richtigen Weg für die Patientin/Klientin finden.

Die Suggestibilitätstests können auch als Einleitung einer Hypnose genutzt werden. Ich nutze diese Tests bei öffentlichen Erlebnisvorträgen. Ein Vortrag über Hypnose kann ganz schön langweilig sein, wenn der Vortragende den Teilnehmern sein Wissen theoretisch nahe bringen will. Deswegen mache ich immer nur **Erlebnisvorträge mit praktischer Demonstration**. Damit beziehe ich die Menschen ein und erzeuge schon eine bestimmte Faszination und Erwartungshaltung, die zur Einleitung einer Hypnose vorteilhaft ist.

Alle folgenden Suggestibilitätstests werden im Wachbewusstsein durchgeführt. Das unterscheidet sie von den „Ideomotorischen Bewegungen", die in einer Trance angeregt werden. Hierdurch hat der Therapeut die Möglichkeit, mit dem Unbewussten zu kommunizieren. Wichtig ist es dabei, alle Suggestionen positiv zu geben. Positiv heißt, alles so zu sagen, wie es sein soll und nicht, wie es nicht sein soll.

Beispiel: **Negativ**: „Ihre Hände können sich nicht mehr voneinander lösen."

Positiv: „Ihre Hände sind wie miteinander festgeklebt. Ganz fest zusammen."

In diesem Kapitel bieten wir Dir 11 Imaginationstests mit der Bitte an, den Text und die Ausführung so zu verändern, wie es für dich richtig ist.

Werkzeug 1 Der Händefalttest

Du bittest die Patientin/Klientin die Hände wie bei einem Gebet zu falten. Dann gib die Suggestionen, dass sich die Hände fest miteinander verbinden. Wie festgeklebt zusammen sind.
Du erinnerst dich: Alle Suggestionen sollen positiv ausgesprochen werden. Also so, wie es jetzt sein soll und nicht so, wie es nicht sein soll.
Ich sage nicht: "Die Hände können sich nicht mehr voneinander lösen."
Sondern: „Die Hände sind wie miteinander festgeklebt. Fest verbunden miteinander." Ich gebe dir nun einen möglichen Text für den Händefalttest.

Bitte falten sie Ihre Hände vor Ihrem Körper so, wie ich es ihnen zeige.	Dabei falte ich meine Hände wie bei einem Gebet. Die Patientin tut es auch. (1. Yes-Set)
Strecken sie bitte die Arme nach vorn. Machen die Arme ganz lang.	Die Patientin tut es. (2. Yes-Set)
Spannen sie bitte die Muskeln ihrer Hände ganz fest an, so dass sie das Gefühl bekommen, dass die Hände wie festgeklebt zusammen sind.	Die Patientin tut es auch. (3. Yes-Set) Wenn ich die Patientin an den Händen berühren darf, drücke ich die Hände kurz fest zusammen.
Stellen sie sich nun ganz deutlich vor, dass ich um ihre Hände herum ein Band spanne. Ich ziehe das Band immer fester, so dass ihre Hände immer mehr und mehr zusammen	Dabei deute ich an, als ob ich die Hände mit einem imaginären Band umwickele.

halten. Ganz fest zusammen. Wie festgeklebt. Wie mit Sekundenkleber fest verbunden.

Diese Suggestionen gebe ich mehrmals.

Ich werde sie gleich bitten zu testen, dass ihre Hände fest miteinander verbunden sind. Wenn sie versuchen, die Hände voneinander zu lösen, werden die Hände um so mehr zusammenkleben. Je mehr sie versuchen, die Hände voneinander zu lösen, desto fester kleben sie zusammen.

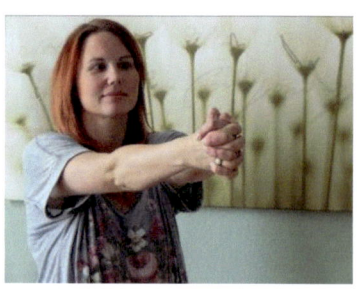

Testen sie es .....Jetzt.

Die Patientin versucht es. Die Hände bleiben zusammen.

Jetzt können sie die Hände voneinander lösen.

Nach ca. 5 Sekunden berühre ich ihre Hände. Löse die Verspannung auf.
Nicht lange warten!

Werkzeug 2 Fingermagnete

Bitte falten sie Ihre Hände vor ihrem Körper so, wie ich es Ihnen zeige.

Die Patientin faltet die Hände so, wie ich es demonstriere.

Jetzt strecken sie bitte nur die Zeigefinger ihrer Hände nach oben. So wie ich es ihnen zeige. Halten sie die Finger im Abstand von 2 bis 3 Zentimetern. Verschränken sie alle anderen Finger fest ineinander.

Jetzt bitte ich sie, die Zeigefinger nach oben zu strecken und im Abstand von ca. zwei bis drei Zentimetern zu halten, während die übrigen Finger fest ineinander verschränkt bleiben sollen.
Ich zeige es der Patientin. Dabei führe ich meine Finger langsam zusammen. Das ist eine nonverbale Suggestion.

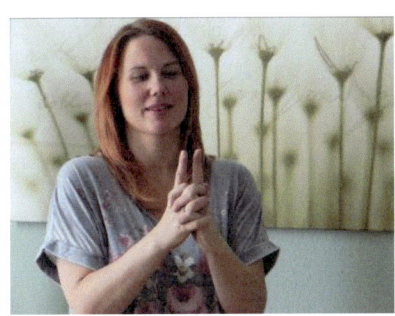

Nun sehen sie genau in die Mitte zwischen ihren Fingern und konzentrieren sich darauf. Stellen sie sich vor, dass an den Fingerspitzen Magnete sind, die sich ganz stark anziehen. Und dabei stellen sie sich vor, wie die Magnete die Finger zusammenziehen. Wie die Finger, ganz von allein, immer näher zusammenkommen. Näher und näher.

Ich gebe weiterhin Suggestionen, dass sich die Finger aufeinander zu bewegen und sich dann berühren. Wenn sich die Finger berühren, kann die

Und sie fühlen ganz stark die Kraft der Magnete, während sich ihre Finger immer näher kommen und berühren.

Patientin die Hände voneinander lösen.

Dieser Test kann auch zur Einleitung einer Hypnose genutzt werden.

Werkzeug 3 Magnetische Hände.

Bitte strecken sie Ihre Arme in Schulterhöhe nach vorne aus. So dass die Handflächen nach innen zeigen. So wie ich es mache.

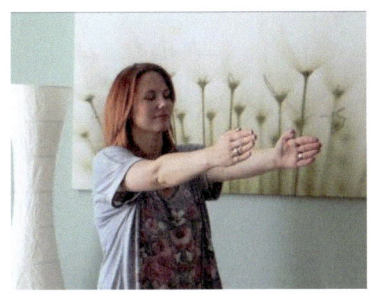

Ich strecke die Arme aus. Die Handflächen zeigen nach innen. Die Patientin macht es nach. Ich lasse dann meine Arme sinken, wobei ich meine Handflächen wie zufällig zusammenführe. Das Zusammenführen der eigenen Hände ist wiederum eine nonverbale Suggestion.

Bitte schließen sie jetzt Ihre Augen und stellen sie sich hinter den geschlossenen Augenlidern vor, wie der Magnet die Hände anzieht. Je besser sie sich darauf konzentrieren, desto stärker wird die Anziehungskraft des Magneten. Desto stärker zieht der Magnet ihre Hände zusammen. Nutzen sie ihre ganze Vorstellungskraft, wie die Hände mehr und mehr zusammenkommen. Lassen die Hände wie von allein zusammenziehen. Spüren sie den Zug des Magneten, der die Hände mehr und mehr zusammenzieht, bis die Hände sich berühren. Sie machen es sehr gut.

Dabei berühre ich ihre Handrücken und tippe leicht und kurz dagegen. Das löst einen Impuls aus, der die Hände nach innen zieht. Ihre Aufmerksamkeit wird auf die Hände fokussiert.

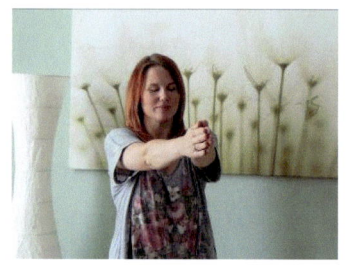

Ich gebe weiterhin Suggestionen, dass sich die Hände aufeinander zu bewegen und sich dann berühren.

Öffnen sie ihre Augen und sehen sie selbst, was sie mit Ihrer Vorstellungskraft erreicht haben. Sie können die Hände voneinander lösen.

Wenn sich die Hände berühren, kann die Patientin die Hände voneinander lösen.

Dieser Test kann auch zur Einleitung einer Hypnose genutzt werden.
Den gleichen Erfolg haben wir im Werkzeug 4 mit einer anderen Suggestion.
Sicher fallen dir spontan andere Bilder ein. Ändere alle Suggestionen so ab, wie es für dich richtig ist.

Werkzeug 4 Hände drücken einen Ballon.

Bitte strecken sie Ihre Arme in Schulterhöhe nach vorne aus. So dass die Handflächen nach innen zeigen. So wie ich es mache.

(Wie auf dem Bild im Werkzeug 3)

Ich strecke die Arme aus. Die Handflächen zeigen nach innen. Die Patientin macht es nach. Ich lasse dann meine Arme sinken, wobei ich meine Handflächen wie zufällig zusammenführe. Das ist eine nonverbale Suggestion, ihre eigenen Hände zusammenzuführen.

Bitte schließen sie jetzt ihre Augen und stellen sie sich hinter den geschlossenen Augenlidern vor, wie sie mit Ihren Händen einen dicken Luftballon halten. Je besser sie sich darauf konzentrieren, desto fester halten sie den Ballon in Ihren Händen.
Nutzen sie nun Ihre ganze Vorstellungskraft, wie sie mit ihren Händen die Luft aus dem Ballon drücken. Mehr und mehr zusammendrücken. Lassen die Hände den Ballon, wie von allein, mehr und mehr zusammendrücken. Der Ballon wird immer kleiner und kleiner, je mehr sie Ihre Hände zusammendrücken. Drücken sie so lange die Luft aus dem Ballon, bis die Hände sich berühren. Sie machen es sehr gut.

Dabei berühre ich ihre Handrücken und tippe leicht und kurz dagegen. Das löst einen Impuls aus, der die Hände nach innen drückt. Ihre Aufmerksamkeit wird auf die Hände fokussiert.
Ich gebe weiterhin Suggestionen, dass die Hände den Ballon zusammendrücken, bis sie sich berühren.

Öffnen sie Ihre Augen und sehen sie selbst, was sie mit Ihrer Vorstellungskraft erreicht haben.
Sie können die Hände voneinander lösen.

Wenn sich die Hände berühren, kann die Patientin die Hände voneinander lösen.

Dieser Test kann auch zur Einleitung einer Hypnose genutzt werden.

Werkzeug 5 Ballon und Stein Test

Dieser Test ist sehr eindrucksvoll und kann in mehreren Variationen durchgeführt werden. Wir wählen hier für den Arm, der sich heben soll, einen großen, bunten Luftballon und für den Arm, der sich senken soll, einen schweren Stein. Oft wird für den Luftballon alternativ das Bild eines Krans oder einer Marionettenschnur genutzt. Für den Stein wird als Alternative ein schweres Buch oder etwas Anderes suggeriert.
Insbesondere bei Erlebnisvorträgen oder Gruppenhypnosen ist dieser Test geeignet, die suggestibelsten Personen herauszufiltern.

Wahrscheinlich hast du selbst schon eine Idee, was du nutzen möchtest.

Bitte strecken sie ihre Arme nach vorne in Schulterhöhe aus. Halten sie ihre Hände so, dass die rechte Handfläche nach oben zeigt. Die linke Handfläche zeigt nach unten. Schließen sie bitte Ihre Augen und konzentrieren sie sich auf die Hände.

Die Handhaltung kann auch umgekehrt sein. So, wie es für dich richtig ist.

Jetzt stellen sie sich vor, dass ich an ihr linkes Handgelenk einen großen, mit Helium gefüllten, bunten Luftballon binde, der den linken Arm ganz leicht nach oben zieht.

Dabei berühre ich ihr linkes Handgelenk und gebe einen kleinen Impuls nach oben.

Bitte spannen sie die Muskeln in ihrem rechten Arm an. Ganz stark anspannen. Jetzt lege ich einen schweren Stein in ihre rechte Hand. So schwer, dass der rechte Arm tiefer sinkt. Die Last so schwer. Tiefer und tiefer.

Und der schwere Stein drückt den rechten Arm immer tiefer und tiefer und tiefer.

Immer schwerer ist der Stein in ihrer rechten Hand. Drückt den Arm immer tiefer und tiefer.

Dabei tippe ich kurz in ihre rechte Hand und gebe damit den Impuls, nach unten zu sinken. Manchmal ist es erfolgreicher, die Suggestionen nur auf einen Arm zu lenken. Oft ist es der schwere Arm, der nach unten sinkt. Mache deine eigenen Erfahrungen mit diesem Werkzeug

Jetzt konzentrieren sie sich auf den linken Arm und stellen sich vor, wie der große, bunte Heliumballon den linken Arm nach oben zieht. Und der große Heliumballon lässt ihren linken Arm immer leichter und leichter werden. Und ihr linker Arm beginnt nach oben zu schweben, immer leichter und leichter. Immer höher und höher.

Ich berühre noch einmal kurz das linke Handgelenk mit einem Impuls nach oben.

Ich gebe Suggestionen, bis sich der eine oder andere Arm bewegt. Meistens sinkt der rechte Arm, während der linke Arm sich hebt.

Bitte öffnen sie die Augen und sehen sie selbst, was ihr Unterbewusstsein geschafft hat. Sie machen das richtig gut.

Jetzt lasse ich die Augen öffnen, damit die Patientin den Erfolg selbst sieht.

Es geschieht auch, dass die Person das Gefühl hat, als hätten die Arme sich nicht bewegt. Umso erstaunter ist sie, wenn sie den Erfolg selbst sieht

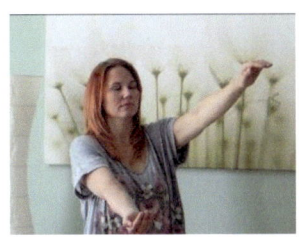

.

Werkzeug 6 Arm wird ganz lang und steif.

Bitte strecken sie ihren rechten Arm ganz lang aus. Machen sie bitte eine Faust.	Die Patientin/Klientin tut es.
Spannen sie die Muskeln ihres rechten Armes fest an. Und stellen sie sich dabei vor, dass ihr rechter Arm noch länger werden kann. Vielleicht einen Meter lang. Dabei spannen sie die Muskeln noch mehr an. Ganz fest anspannen die Muskeln. Einen Meter lang und ganz fest. *Ich teste es jetzt. Sie machen es richtig gut.*	Ich drücke ganz leicht auf den Arm. Drücke ihn nicht herunter. Dabei spüre ich den Gegendruck.
Stellen Sie sich vor, wie Ihr rechter Arm länger und länger wird. Fünf Meter lang. Dabei spannen Sie die Muskeln immer mehr an. Ganz fest dürfen die Muskeln sein. Ganz fest. Immer fester sind Ihre Muskeln, während Sie sich vorstellen, wie Ihr rechter Arm noch länger wird. Fünf Meter lang. Ich teste es jetzt. Sie machen es richtig gut.	Ich drücke ganz leicht auf den Arm. Drücke ihn nicht herunter. Dabei spüre ich den Gegendruck.
Lassen Sie den rechten Arm noch länger werden. Spannen Sie die Muskeln fester an und lassen Sie den Arm zehn Meter lang	

werden und ganz fest. Wie Beton so fest. Ganz fest und zehn Meter lang. Ich teste es jetzt.

Ich drücke ganz leicht auf den Arm. Drücke ihn nicht herunter. Dabei spüre ich den Gegendruck.

Lassen sie den rechten Arm noch länger werden. Spannen sie die Muskeln fester an und lassen den Arm fünfzig Meter lang werden. Fünfzig Meter und ganz fest. Wie Beton, so fest. Ganz fest und fünfzig Meter lang. Ich teste es jetzt.

Ich drücke ganz leicht auf den Arm. Drücke ihn nicht herunter. Dabei spüre ich den Gegendruck.

Wenn ich fühle, dass der Arm ganz fest ist, sage ich:

Ihr Arm ist so fest wie Beton. Unbeweglich und fest und steif wie Beton. Ich werde sie gleich bitten es zu testen, dass ihr rechter Arm fest und steif und unbeweglich ist. Je mehr sie versuchen, ihn zu bewegen, desto fester und unbeweglicher ist ihr rechter Arm. Ganz fest und unbeweglich. Testen Sie es jetzt.

Die Patientin/Klientin versucht es. Der Arm bleibt fest. Nach ca. drei Sekunden sage ich:

Jetzt brauchen sie es nicht mehr zu versuchen. Lassen sie den Arm wieder normal lang werden und damit wird der Arm wieder frei beweglich. Sie haben das richtig gut gemacht.

Wenn sie den Arm aber senken konnte, sage ich:

Sie haben jetzt bewiesen, dass sie den Arm senken konnten. Das war aber nicht die Aufgabe. Die Aufgabe war, dass sie sich vorstellen sollten, dass der Arm lang und steif und unbeweglich ist. Lassen sie es uns noch einmal tun. Vielleicht stellen sie sich vor, wie ihr Arm immer länger und steifer wird. Lang und steif wie eine Brücke vielleicht. Und ich kann es nicht für sie tun, also tun sie es <u>für sich.</u>

Ich mache es noch einmal, bis es klappt.

Werkzeug 7 Fenster im Kopf

Das ist eine sehr schöne Imaginationsübung, die fast immer wirkt, insbesondere, weil sie einen physiologischen Mechanismus nutzt. Sind die Augen hinter den geschlossenen Augenlidern nach oben gerichtet, ist es fast unmöglich, die Augen zu öffnen.

Ich lege meinen Finger auf ihre Stirn. Schauen sie hinter den geschlossenen Augenlidern nach oben auf diesen Punkt und stellen sich vor, dass sie durch die Stirn, wie durch ein Fenster an ihrer Stirn, schauen können. Nutzen sie die Kraft ihrer Imagination. Stellen sie sich ganz deutlich vor, wie sie durch dieses Fenster sehen können. Konzentrieren sie alle Ihre Gedanken auf das Fenster auf ihrer Stirn.
Je mehr sie durch das Fenster sehen, desto fester schließen sich die Augenlider. So wie man einen Vorhang vor einem Fenster schließt.
Die Augenlider sind immer fester geschlossen. Immer fester und fester. Und so lange sie durch das Fenster sehen, bleiben ihre Augen fest verschlossen. Ganz fest verschlossen. Ich werde sie gleich bitten zu prüfen, dass ihre Augen fest verschlossen sind. Und wenn sie versuchen, die Augen zu öffnen, schließen sich die Augenlider mehr und mehr. Sind ganz fest verschlossen. Wie ein verschlossenes Fenster. Je mehr sie

Die Patientin sitzt oder liegt. Ich bitte sie, die Augen zu schließen. Dann lege ich einen Finger möglichst hoch, fast am Haaransatz, auf ihre Stirn. Je höher, desto besser.

versuchen, die Augen zu öffnen, desto fester schließen sie sich, als klebten sie aufeinander fest.
Testen sie es jetzt.

Die Patientin testet. Die Augen bleiben zu. Dabei nehme ich meinen Finger von ihrer Stirn.

Jetzt öffnen sie die Augen.

Wenn der Mensch auf deine Suggestion, die Augen nicht mehr öffnen zu können, die Augen dennoch öffnet, musst du sofort reagieren.

„Sie machen das gut, aber es geht noch besser. Sie haben sich jetzt bewiesen, dass sie nicht ausgeliefert sind und ihre Augen öffnen können, wann immer sie wollen. Das Ziel aber war es, dass sie Ihre Augenlider so schwer machen, dass sie sie nicht mehr öffnen können.
Schließen sie Ihre Augen und machen sie die Augenlider jetzt so schwer, dass sie das Gefühl haben, sie nicht mehr öffnen zu können.
Und ich kann das nicht für sie tun, also tun sie es für sich. Testen sie es gleich wenn ich es ihnen sage, dass sie Ihre Augen nicht mehr öffnen können. Dass sie Ihre Augen so schwer gemacht haben. Es geht nicht mehr. Je mehr sie es versuchen, desto fester verschließen sich ihre Augenlider".

Mache jedenfalls so weiter, bis die Person die Augen nicht mehr öffnet.

Werkzeug 8 Zitrone

Diese Imaginationsübung ist eine der bekanntesten Suggestibilitätsübungen. Ich wende diesen Test bei meinen Erlebnisvorträgen an, weil er sehr gut demonstriert, wie durch das bloße Denken körperliche Reaktionen gesteuert werden können. Natürlich kann diese Übung auch bei
Einzelpersonen gemacht werden.

Ich lasse die Zitrone mit den fünf Wahrnehmungsmöglichkeiten, die wir Menschen haben, intensiv imaginieren. Damit spreche ich alle
Sinneswahrnehmungen des Menschen an. Je intensiver du die Imaginationsfähigkeit der Menschen anregst, desto größer ist der Erfolg.
Lasse dir bei dieser Übung etwas Zeit. Spreche jeden einzelnen Sinn eingehend an, so dass der Mensch Zeit zur Realisierung hat.
Hier, in diesem Buch, spreche ich jeden Sinn nur kurz an.
Bei der Demonstration muss ich es öfter und intensiver machen. Die Reihenfolge der Sinneswahrnehmungen ist egal und braucht nicht in der Reihenfolge : „V A K O G" suggeriert werden.

V isuell = Sehen
A kustisch = Hören
K inästhetisch = Fühlen
O lfaktorisch = Riechen
G ustatorisch = schmecken

Ich möchte sie einladen, an einer Imaginationsübung teilzunehmen. Ich möchte ihnen zeigen, wie sie, mit der unbegrenzten Kraft ihrer eigenen Gedanken, Organe ihres Körpers anregen können.

Wer mitmachen möchte, kann jetzt die Augen schließen. Man kann sich mit geschlossenen Augen besser konzentrieren.
Lenken sie jetzt ihre ganze Konzentration auf die Vorstellung, dass ich ihnen eine Zitrone in die Hand gebe. Ich lege eine saftige, saure Zitrone in ihre Hand.

V *Und sie wissen, welche Farbe eine Zitrone hat. Kennen die Form und das Aussehen der Zitronenschale. Sehen die Zitrone, wie sie sie in ihrer Hand halten.*

A *Und vielleicht hören sie dabei das Blubbern des Zitronensaftes im Innern der Zitrone.*

K *Fühlen, wie sich die Zitrone in ihrer Hand anfühlt. Diese raue Schale und die Form. Fühlen, wie weich die Schale nachgibt, wenn sie sie drücken.*

O *Sie riechen den speziellen sauren Geruch der Zitrone. Halten sie die Zitrone an ihre Nase. Riechen sie den sauren Geruch. Und vielleicht zieht sich jetzt bereits, oder bald schon, alles in ihrem Mund zusammen. Nehmen sie jetzt ein Messer und schneiden sie die Zitrone durch. Wie sauer riecht es plötzlich. So saftig ist die Zitrone, dass der Saft der Zitrone auf ihre Finger tropft.*

G *Und vielleicht wollen sie schmecken, wie der saure Saft schmeckt. Prüfen sie, wie sauer der Saft ist, wie er im Mund zusammenfließt. Wie sich alles in Ihrem Mund zusammenzieht und wie mehr und mehr Saft in ihrem Mund zusammenfließt.*
Schneiden sie sich eine dicke Scheibe von der sauren, saftigen Zitrone ab. Sehen sie den Saft tropfen. Und sie wissen, wie der Saft in Ihrem Mund zusammenläuft, wenn sie hineinbeißen. Tun sie es jetzt ....
Jetzt legen sie das Messer und die Zitrone weg. Lösen sich aus dem Bild.

Bei den meisten Menschen fließt der Speichel im Mund zusammen oder es zieht sich im Mund zusammen. Achte darauf, ob der Mensch schluckt. Wer schluckt, hat Speichel im Mund und ist suggestibel. Mache es den Menschen sofort bewusst.
Frage die Teilnehmer, was geschehen ist. Wer hat etwas erlebt?
Lobe die Teilnehmer, bei denen etwas geschehen ist und motiviere die Teilnehmer, bei denen wenig verändert ist.
Wichtig ist, dass du alles positiv bewertest.

Werkzeug 9 Pendel

Auch die Imaginationsübung mit dem Pendel kann ich in einer Gruppe, bei Erlebnisvorträgen oder bei Einzelpersonen durchführen.
Hierzu gebe ich der Patientin/Klientin einen Pendel und eine „Pendeltafel."
Du kannst die Pendeltafel auch selber nach deiner Vorstellung entwerfen. Ich gebe dir hier eine Anregung.

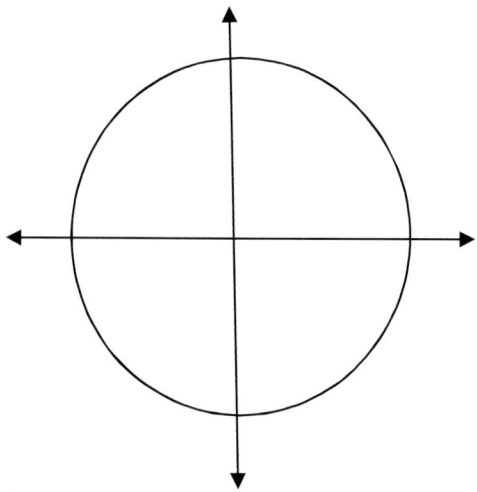

Der Sinn dieser Übung ist es, der Patientin/Klientin realistisch zu zeigen, dass sie, allein mit Ihren Gedanken, das Pendel in Bewegung setzen kann.

„Bitte halten sie das Pendel am Band zwischen Daumen und Zeigefinger über die Mitte der Pendeltafel".
Achte darauf, dass das Band des Pendels zwischen Daumen und Zeigefinger gehalten wird. Manche Menschen lassen das Band über den Fingernagel laufen. Dann können die Schwingungen der kleinen Muskulatur (Myofibrillen) nicht so gut wirken.

Bewegen sie bitte ganz bewusst ihre Hand so, dass das Pendel nach links und rechts pendelt. Machen sie es ganz bewusst mit Ihrer Hand.
(oder nach unten und oben oder im Kreis im Uhrzeigersinn).
Jetzt halten sie das Pendel ganz bewusst wieder an, so dass es in der Mitte über dem Kreis hält. Sie können es auch mit einer Hand anhalten. Gut so.
Das haben sie ganz bewusst gemacht.
Jetzt möchte ich, dass sie das Pendel allein nur mit ihren Gedanken, durch ihre Vorstellungskraft bewegen. Machen sie dabei keine bewusste Bewegung ihrer Hand, so wie gerade eben. Halten sie die Hand ganz locker. Je lockerer ihre Hand ist, desto besser wird es funktionieren. Je mehr sie dabei an sich glauben, desto besser wird es funktionieren. Glauben sie an sich und lassen sie das Pendel pendeln. Stellen sie sich vor, wie das Pendel wie von allein nach links und rechts pendelt. Hin und her. Stellen sie es sich ganz deutlich vor. Lassen sie ihre Augen in die Richtung hin und her gehen. Sie können es sich auch leise, insgeheim selber sagen. Hin und her".
Der Pendel bewegt sich hin und her.
Immer deutlicher pendelt das Pendel hin und her…… Sie machen es sehr gut.
Jetzt halten sie das Pendel allein mit der Kraft ihrer Gedanken an. Halten sie das Pendel an. Konzentrieren sie sich dabei nur auf das Pendel. Sie können es sich auch leise, insgeheim selber sagen. Anhalten, anhalten.
Das Pendel hält an. Du beobachtest, bei wem das Pendel besonders gut pendelt und anhält. Die Person ist sehr gut suggestibel.
Du kannst diese Übung auch fortführen, indem du jetzt eine andere Möglichkeit anbietest. Wenn das Pendel erst hin und her pendeln sollte, kann es anschließend im Kreis drehen oder rauf und runter. Die Teilnehmer können Zuhause weiter trainieren. Oft sind die Teilnehmer davon so fasziniert, dass du sofort eine Hypnose einleiten könntest.

Werkzeug 10 Vor- und Zurückschwanken

Diese Suggestibilitätsübung eignet sich besonders, wenn sie in eine Blitzhypnose führen soll.
Du solltest bereit sein, die Patientin/Klientin, falls sie umfällt, aufzufangen.
Für den Imaginationstest reicht es, wenn die Patientin/Klientin leicht, aber für dich fühlbar, schwankt.

Wollen sie mit mir einen Test machen, wie stark die Kraft Ihrer Gedanken ist? Ja, sie will. 1. Yes-Set.

Bitte kommen sie zu mir. Sie kommt. 2. Yes-Set.

Bitte stellen Sie sich so, dass ich sie halten kann. Bei diesem Test werden sie immer fest stehen, so wie jetzt. Lassen sie sich einfach darauf ein. Sie stellt sich so, wie ich sie drehe. 3. Yes-Set.

Bitte stellen sie Ihre Füße zusammen. Sie tut es. 4. Yes-Set.

Legen sie die Hände an Ihre Oberschenkel. Sie tut es. 5. Yes-Set.

Konzentrieren sie sich auf meine Hand in ihrem Nacken. Und wie ein starker Magnet zieht meine Hand sie nach hinten. Sie fühlen diesen Zug mehr und mehr. Nach hinten. Bis ihr Nacken meine Hand berührt. Dabei lege ich, ohne sie zu berühren, eine Hand in ihren Nacken.

Sehen sie bitte auf Ihre Hand. Jetzt nehme ich ihre rechte Hand und halte

	sie 20-30 Zentimeter über ihre Augen. Das erwartet sie nicht und ist in einer Konfusion.
Und so, wie ihre Hand immer näher zu ihren Augen sinkt, zieht es sie mehr und mehr nach hinten, nach hinten. Bis ihr Nacken meine Hand berührt.	Ich führe die Hand immer näher zu ihren Augen, bis sie nach hinten schwankt.
Jetzt zieht es sie wieder nach vorne, nach vorne.	Dabei führe ich ihre Hand wieder zurück. Sie schwankt wieder nach vorne.
Und jetzt zieht es sie wieder nach hinten. Nach hinten, bis ihr Nacken meine Hand berührt.	Ich führe ihre Hand wieder näher an ihre Augen heran. Sie schwankt nach hinten.
Jetzt zieht es sie wieder nach vorne, nach vorne.	Dabei führe ich ihre Hand wieder zurück. Sie schwankt wieder nach vorne.
Sie stehen wieder ganz fest und sicher.	Jetzt lasse ich ihre Hand los und nehme meine Hand von Ihrem Nacken.

Werkzeug 11 Hände auf dem Kopf falten

Diese Übung ist sehr erfolgreich, weil es physiologisch schon vorgegeben ist. Die Hände können kaum voneinander gelöst werden, weil die Muskeln der Hände mit der Drehung gedehnt sind. Ich zeige es der Klientin

Bitte falten sie ihre Hände vor dem Körper so, wie ich es ihnen zeige. Heben sie die gefalteten Hände so, dass die Handrücken auf ihrem Kopf aufliegen. So wie ich es Ihnen vormache.

Ich mache es vor. Nehme meine Hände wieder herunter.

Legen sie die gefalteten Hände auf ihrem Kopf einfach ab.
Stellen sie sich jetzt vor, dass die Hände ganz fest miteinander verbunden sind. Wie festgeknotet. Stellen sie es sich ganz deutlich vor. Und je deutlicher sie es sich vorstellen, desto fester sind ihre Hände miteinander verknotet.
Wenn ich sie gleich, in wenigen Sekunden bitte, die Hände voneinander zu lösen, die Finger auseinander zu ziehen, geht es nicht mehr. Je mehr sie versuchen, die Finger auseinander zu nehmen, desto weniger wird es ihnen gelingen. Die Hände sind fest miteinander verbunden, wie festgeklebt, wie fest miteinander verknotet.

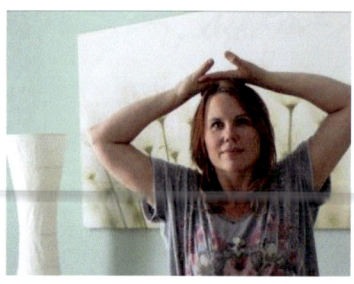

Testen sie es jetzt.

Der Test gelingt. Ich nehme ihre Hände vom Kopf und drehe dabei Ihre Hände so, dass die Finger sich wieder lösen.

Bitte nutze hier die Möglichkeit auf dieser Seite deine eigenen Ideen einzubringen und die Suggestionen zu ergänzen oder anzupassen.
Meine eigenen Ideen

Kapitel III   Ideomotorische Reaktionen

Die Sprache unseres Unterbewusstseins ist die Bildersprache. In Träumen erleben wir keinen Roman, sondern einen Film. Also fließende Bilder.
Deshalb müssen wir als Hypnosetherapeuten die Suggestionen so gestalten, dass im Unterbewusstsein der Patientin eine bildhafte Vorstellung entsteht.

Jede bildhafte Vorstellung in uns hat das Bestreben, sich zu verwirklichen, wenn diesem inneren Bild keine andere, ebenso starke bildhafte Idee entgegensteht.

Wenn Wille und Glaube sich gegenüberstehen, siegt immer der Glaube.

Jede willentliche Anstrengung ohne den Glauben (bildhafte Vorstellung) bleibt ohne Erfolg. Oft wird sogar das Gegenteil erreicht.

Während die Suggestibilitätstests im Wachbewusstsein gemacht werden, nutzen wir die ideomotorischen Reaktionen in einer Trance als Mittel der Kommunikation mit dem Unbewussten
Diese unbewussten bildlichen Vorstellungen können sich durch muskuläre Reaktionen äußern. In der Arbeit mit Kinesiologie zeigt es sich ganz deutlich. Wir nutzen diese Fähigkeit unseres Unbewussten, um über diese Muskelsignale der Finger oder anderer Muskeln, Reaktionen oder Antworten zu bekommen. Das unbewusste Bewegen der Finger z.B. ist für die Patientin auch ein Beweis, dass sie in einer Hypnose ist. Oft ist die Patientin erstaunt, dass Ihr Unterbewusstsein über diese ideomotorischen Fingersignale eine andere Antwort gibt, als sie bewusst erwartet hätte. So kann eine positive Veränderung in Ihr geschehen, an die sie bewusst nicht glauben konnte.

Um den Rahmen dieses Buches nicht zu sprengen, geben wir dir hier nur kurze, leicht verständliche und nachvollziehbare Anregungen und Beispiele, wie du dieses Wissen in die Praxis umsetzen kannst.
Die Autorin und Diplom Psychologin Dr. rer. biol. hum. Agnes Kaiser Rekkas befasst sich in Ihrem Buch „Klinische Hypnose und Hypnotherapie" eingehend und ausführlich mit Fingerbefragungstechniken.

Werkzeug 12 Ideomotorische Fingerbewegungen

Die Fingerbefragung geschieht nach der Einleitung und Vertiefung. Das Wichtigste dabei ist, erst einmal festzustellen, welche Finger mit JA, oder NEIN, oder VIELLEICHT antworten werden.

Möglichkeit A: Gewährende Fingerbefragung.
Bei dieser Art überlassen wir es dem Unbewussten der Patientin, welche Finger sich an welcher Hand bewegen. Die Patientin ist in einer Trance.

Und ihr Unbewusstes kann ihre Arme und Hände so leicht und beweglich machen, so leicht und frei und beweglich, so dass sich ihre Finger ganz frei und wie von selbst bewegen können, wenn ihr Unbewusstes es sich erlaubt. Auf alle meine Fragen kann ihr Unbewusstes mir mit der Bewegung eines Fingers einer Hand antworten. Und ihr Unbewusstes weiß, welcher Finger die Antwort JA gibt. Immer, wenn ihr Unterbewusstsein mit JA antworten möchte, wird sich der JA-Finger bewegen. Welcher Finger an welcher Hand wird wohl der JA-Finger sein?

Ein Finger einer Hand wird sich bewegen. Das ist dann der **Ja** Finger.
Das Gleiche kannst du mit dem NEIN-Finger machen.
Ein Finger einer Hand wird sich bewegen. Das ist dann der **Nein** Finger.
Das Gleiche kannst du mit dem VIELLEICHT-Finger machen.
Ein Finger einer Hand wird sich bewegen. Das ist der **Vielleicht** Finger.
Nachdem du so erfahren hast, wie das Unterbewusstsein Mithilfe der ideomotorischen Fingersignale antwortet, kannst du gezielte Fragen zur Diagnose oder zu Ursachen von Belastungen oder zum therapeutischen Ziel stellen. Die Fragen müssen natürlich so gestaltet sein, dass sie mit JA oder NEIN oder VIELLEICHT beantwortet werden können.

Möglichkeit B: Eine direktive Methode.
Bei der direktiven Methode soll die Patientin Ihre Aufmerksamkeit auf Ihre dominante Hand lenken. Rechtshänder auf rechts. Linkshänder auf links.

Und ihr Unbewusstes kann ihre Arme und Hände so leicht und beweglich machen, so leicht und frei und beweglich, so dass sich ihre Finger ganz frei und wie von selbst bewegen können, wenn ihr Unbewusstes es sich erlaubt. Auf alle meine Fragen kann ihr Unbewusstes mir mit der Bewegung eines Fingers ihrer rechten Hand antworten. Und ihr Unbewusstes weiß, welcher Finger ihrer rechten Hand die Antwort JA gibt. Immer, wenn ihr Unterbewusstsein mit JA antworten möchte, wird sich der JA-Finger bewegen. Welcher Finger an ihrer rechten Hand wird wohl der JA-Finger sein?

Ein Finger der rechten Hand wird sich bewegen. Das ist der JA-Finger. Verfahre so auch mit dem NEIN-Finger und dem VIELLEICHT-Finger.

Möglichkeit C: Noch eine direktive Methode.
Bei dieser sehr direktiven Methode bestimmst du die Bedeutung der Finger.

… Und immer, wenn ihr Unbewusstes auf meine Fragen mit JA antworten möchte, wird sich der Zeigefinger ihrer rechten Hand bewegen. Der Zeigefinger der rechten Hand ist ab jetzt der JA-Finger.

Jetzt könntest du eine Frage stellen, die das Unbewusste mit JA beantworten kann, z.B. „**Bist du eine Frau?**" Der Zeigefinger der rechten Hand wird sich bewegen. Dann legst du den NEIN-Finger fest.

… Und immer, wenn ihr Unbewusstes auf meine Fragen mit NEIN antworten möchte, wird sich der Mittelfinger ihrer rechten Hand bewegen. Der Mittelfinger der rechten Hand ist ab jetzt der NEIN-Finger.

Jetzt könntest du eine Frage stellen, die das Unbewusste mit NEIN beantworten kann, z.B. „**Bist du ein Mann?**" Der Mittelfinger der rechten Hand wird sich bewegen. Dann legst du den VIELLEICHT-Finger fest.

... Und immer, wenn ihr Unbewusstes auf meine Fragen mit VIELLEICHT antworten möchte, wird sich der kleine Finger ihrer rechten Hand bewegen. Der kleine Finger der rechten Hand ist ab jetzt der VIELLEICHT-Finger.

Jetzt könntest du eine Frage stellen, die das Unbewusste mit VIELLEICHT beantworten kann, z.B. „**Bist du entspannt?**" Der kleine Finger der rechten Hand wird sich bewegen.

Nachdem du die JA-, NEIN- und VIELLEICHT-Finger festgelegt hast, kannst du therapeutisch, zielorientiert die Hypnose weiterführen.

Bitte nutze hier die Möglichkeit auf dieser Seite deine eigenen Ideen einzubringen und die Suggestionen zu ergänzen oder anzupassen.

Meine eigenen Ideen

Werkzeug 13 Armlevitation bei einer Raucherentwöhnung.

Diese folgende Möglichkeit kannst du natürlich auch bei einer Gewichtsreduktionshypnose oder anderen Themen anwenden. Du musst sie nur dementsprechend verändern.
Die Patientin ist bereits in einer Trance. Dann kannst du folgende Suggestionen geben. Bitte denke daran, die Suggestionen öfter zu wiederholen.

Bitte wenden sie Ihre Aufmerksamkeit jetzt auf ihren rechten Arm. Und wenn sie jetzt bereit sind, mit dem Rauchen aufzuhören, lassen sie ihren rechten Arm immer leichter werden. Ganz leicht sogar. Und ich kann es nicht für sie tun, also tun sie es für sich. Und im gleichen Maße, wie sie bereit sind mit dem Rauchen aufzuhören, wird ihr rechter Arm immer leichter und leichter. So leicht sogar, dass er von ganz allein, wie von selbst, immer höher und höher geht. Und im gleichen Maße, wie ihr rechter Arm immer höher und höher schwebt, sind sie bereit mit dem Rauchen aufzuhören. Stellen sie sich vor, dass sie auf Ihrer Stirn einen Schalter haben, mit dem sie die Gedanken an das Rauchen ausschalten können. Und wie von selbst hebt sich ihr Arm, um den Schalter zu erreichen. Je näher ihre rechte Hand dem Schalter kommt, desto tiefer gehen sie in ein wunderbares Gefühl totaler Entspannung.

Unterstütze die ideomotorische Bewegung mit deinen Suggestionen.

Beispiel 1: Luftballons
Du berührst Ihr rechtes Handgelenk und sagst:
Ich binde jetzt an ihr Handgelenk ganz viele bunte Luftballons. So, wie sie es schon gesehen haben. Und an jeden Finger ihrer rechten Hand binde ich noch mehr Luftballons. Alle sind mit Helium gefüllt und ziehen ihre Hand, ziehen ihren Arm ganz hoch. Machen sie so viele Luftballons

an ihren Arm, an ihre Hand, wie sie brauchen, um den Arm höher und höher schweben zu lassen. Höher und höher zu ihrer Stirn. Und wenn sie wirklich aufhören wollen zu rauchen, wird ihre Hand den Schalter auf ihrer Stirn ausschalten, so dass die Gedanken an das Rauchen ausgeschaltet werden. Sehr gut machen sie das".
Die Hand berührt die Stirn.
Wunderbar machen sie das. Schalten sie die Gedanken an das Rauchen aus. Jetzt lassen sie den Arm wieder sinken, bis die Hand die Unterlage erreicht. Dabei gehen sie immer tiefer in die angenehme Hypnose.
Die Hand berührt die Unterlage. Gib weitere Suggestionen zur Raucherentwöhnung.

Sollte der Arm sich nicht bewegen, sage ruhig und voller Sicherheit:
Und wenn ihr Arm jetzt noch schwer ist und sich <u>kaum bewegen</u> will, wird der Arm während der Hypnose immer leichter und leichter, mit jedem Wort meiner Stimme, mit jedem Atemzug, den sie tun, leichter und beweglicher.

Am Schluss der Hypnosesitzung kannst du noch einmal die Armlevitation anregen. Die Patientin wird dann in einer tieferen Trance sein, so dass sich deine Suggestionen verwirklichen können.

Beispiel 2: Marionette
Anstatt Luftballons aufsteigen zu lassen, die den Arm heben, kannst du ein Bild von einer Marionette, die von Fäden gezogen, den Arm höher steigen lässt, im Unbewussten entstehen lassen. Finde eigene Worte.

Beispiel 3: Kran
Du kannst einen imaginären Kran den Arm anheben lassen.
Finde eigene Worte.

Bitte nutze hier die Möglichkeit auf dieser Seite deine eigenen Ideen einzubringen und die Suggestionen zu ergänzen oder anzupassen.
Meine eigenen Ideen

Mögliche Texte für eine Armlevitation

Werkzeug 14 Armlevitation Version 1

Hier erlebt die Patientin, dass etwas geschieht, was sie eventuell nicht für möglich hielt. Sie beobachtet nur Ihren Arm, der sich scheinbar von allein hebt, und gerät dadurch in eine sehr tiefe Trance.
Im Vorgespräch hast du um Erlaubnis gebeten, Ihren Arm berühren zu dürfen.
Die entsprechenden Suggestionen müssen öfter wiederholt werden, bis das Angesagte eintritt.

Du hast die Hypnose eingeleitet. Die Frau ist entspannt.
Ich werde jetzt einige Male über ihren rechten (linken) Arm von der Hand bis zur Schulter hoch streichen. Und jedes Mal, wenn sie spüren, wie meine Hand an ihrem Arm höher streicht, fühlen sie, wie ihr Arm seltsam leichter wird. Er wird sich von Mal zu Mal leichter anfühlen. Jedes Mal, wenn meine Hand ihren Arm entlangstreicht, wird er immer leichter und leichter. So leicht wie eine Feder, die sich beim geringsten Windhauch in die Höhe hebt. Schwebeleicht. Und mit jedem Mal wird Ihr Arm immer leichter und freier. So leicht fühlt sich ihr Arm an, als wäre er wie bei einer Marionette an Fäden befestigt, die den Arm immer höher ziehen. Immer leichter, immer höher.

Sobald sich die Finger der Hand bewegen, verstärkst du die Suggestionen. Der Arm hebt sich.
Und als würde ihr Arm von einem Magneten angezogen, hebt sich ihr Arm zu ihrer Stirn. So, als gäbe es eine unsichtbare Verbindung zu ihrer Stirn, nähert sich ihr Arm immer mehr ihrer Stirn. Wie von selbst,

leichter als erwartet, hebt sich ihr Arm federleicht wie von unsichtbaren Fäden gehoben zu ihrer Stirn. Und wenn ihre Hand die Stirn berührt, sinken sie noch tiefer in dieses wohlige Gefühl der Entspannung."

Die Hand berührt die Stirn.

Sie entspannen immer tiefer und tiefer.

Du kannst die Hand während der Hypnose auf der Stirn lassen oder sie wieder wegnehmen.

Wenn ich jetzt über ihre Hand und ihren Arm streiche, sinkt ihr Arm wie von selbst, leichter als erwartet, wieder zurück auf die Unterlage. Und während ihr Arm immer tiefer sinkt, sinken auch sie immer tiefer in dieses wohlige Gefühl tiefer Entspannung, sinken in eine totale, absolute, vollständige Entspannung. Sie fühlen sich immer wohler. Und wenn ihr Arm und ihre Hand wieder auf der Unterlage ruhen, ruhen sie noch tiefer als je zuvor.

Dann fährst du mit zielorientierten Suggestionen fort.

Werkzeug 15 Armlevitation: Version 2

Die Armlevitation kann sehr vielfältig angewandt werden. Sie dient zum Beispiel dazu, festzustellen, wie tief die Patientin in einer Entspannung ist. Je höher der Arm sich hebt, desto tiefer die Entspannung. Die Armlevitation kann auch als Ausdruck unbewusster Antworten genutzt werden, z. B.

... und wenn Ihr Unbewusstes bereit ist, sich vom Rauchen zu lösen, wird sich Ihr rechter/linker Arm wie von selbst, ganz von allein von der Unterlage lösen und es in symbolischer Form anzeigen. Ihr rechter/linker Arm wird immer höher und höher steigen, und je höher der Arm sich hebt, desto eher sind auch Sie bereit, sich von den Zigaretten zu lösen. Im gleichen Maße wie sie bereit sind sich vom Rauchen zu lösen, hebt sich Ihr rechter/linker Arm immer höher und höher.

Nachdem du die Entspannung eingeleitet hast, kannst du zur Vertiefung der Trance sagen:

Und wenn Ihr Unbewusstes bereit ist, tiefer als jetzt in eine Entspannung zu sinken, kann sich Ihr rechter/linker Arm heben. Und je mehr sich der Arm hebt, desto tiefer sinken Sie in ein angenehmes Gefühl tiefer Entspannung. Wie ein Vogel in den Himmel fliegt, hebt sich federleicht Ihr rechter/linker Arm immer höher und höher, löst sich von der Unterlage, um zu schweben. Immer höher und höher. Zunächst kann sich vielleicht ein Finger heben. Welcher Finger wird es wohl sein? Dann hebt sich der Handteller ganz leicht oder vielleicht erst die einzelnen Finger?

Sobald du eine Bewegung der Finger oder der Hand wahrnimmst, gehst du sofort darauf ein und verstärkst die Bewegung suggestiv, bis der Arm sich hebt.

Ja, so ist es gut. Und der Arm hebt sich immer mehr und mehr.

Da die Patientin jetzt fühlt, dass der Arm sich *wie von selbst* hebt, empfindet sie sich natürlich in einer Trance und kann sich darauf einlassen, noch tiefer zu sinken.

Bitte nutze hier die Möglichkeit auf dieser Seite deine eigenen Ideen einzubringen und die Suggestionen zu ergänzen oder anzupassen.

Meine eigenen Ideen

Kapitel IV Schnell- und Blitzhypnosen

Aufbau einer Schnell-/Blitzhypnose

Das Grundprinzip jeder Hypnose überhaupt ist die AUS – Formel.
Insbesondere bei den Blitz-/Schnellhypnosen ist sie die Grundlage für eine schnelle und doch erfolgreiche Einleitung einer tiefen Hypnose.
Blitz- oder Schnellhypnosen werden bei Schauhypnosen angewandt. Verschiedene Schnellhypnosen eignen sich aber auch für eine therapeutische Hypnose. Wir legen dir ans Herz, deine eigenen Erfahrungen damit zu machen.
Neben den hier beschriebenen Einleitungsmöglichkeiten gibt es noch sehr viele weitere. Für dieses Buch haben wir die bekanntesten und wirkungsvollsten Blitzhypnose-Einleitungen ausgewählt.
Bei den Einleitungen benutze ich die „Du-Form." Bei Patienten spreche ich selbstverständlich in der „Sie-Form".

Die A U S – Formel:

A   **Aufmerksamkeit fokussieren.**
Beinahe das Wichtigste bei der Hypnose.
Schon bei der Anamnese binde die Aufmerksamkeit der Patientin auf das, was du sagst. Baue einen guten Rapport auf. Bilde Vertrauen.
Bei der Einleitung fokussierst du die Aufmerksamkeit der Klientin. Es gibt sehr viele Möglichkeiten, die Aufmerksamkeit zu fokussieren. Zum Beispiel lenke die Aufmerksamkeit auf einen Gegenstand. (Pendel, Farbiger Punkt usw. Wie im Kapitel V beschrieben. Bei der Blitzhypnose im Kapitel IV auf die Hand im Nacken oder vor den Augen usw.) Ausführlich wird es in den entsprechenden „Werkzeugen" beschrieben

Gib dabei die entsprechenden Suggestionen. Dadurch erhöht sich die Erwartungshaltung der Klientin.

U **Unterbreche die Erwartungshaltung**
Indem du etwas anderes tust, als die Klientin erwartet, schaltest du das logische Denken für einen ganz kurzen Augenblick aus. Diesen Augenblick von ca. 2 Sekunden musst du nutzen. Gebe z.B. sofort die Suggestion: „Schlaf, tiefer und tiefer entspannen", und lege einen Finger auf die Stirn der Klientin.
Fraktioniere ein paar Mal, um die Hypnose zu vertiefen. Je tiefer die Hypnose ist, desto weniger kritisch ist das Bewusstsein. Mache einen Convincer. Convincer ist für den Patienten ein „Beweis", dass er in einer Hypnose ist.

S **Suggestionen, Stimulation des Unterbewusstsein für Handlungen oder Veränderungen.**
Stimulation des Unbewussten ist das Wichtigste an der Hypnose.
Um durch eine **therapeutische Hypnose** Veränderungen zu erreichen, müssen im Unbewussten neue Ideen, Lösungen und Konzepte integriert und angeregt werden. Lasse das Unbewusste nach neuen Möglichkeiten einer Lösung suchen oder gib dem Unterbewusstsein Suggestionen, Bilder oder Gefühle als Anregungen, auf die es gerne zielorientiert unkritisch reagiert.
Das Unbewusste der Patientin ist viel klüger und erfindungsreicher in der Lösung von Problemen, als der beste Therapeut.
Bei einer Schauhypnose werden durch Suggestionen Bilder im Unbewussten erzeugt, die der Mensch dann befolgen soll.
Auf Schauhypnosen gehen wir hier nicht ein.

Werkzeug 16 Einleitung Blitzhypnose im Stehen

Diese Einleitung ist eine der schnellsten und wirkungsvollsten Techniken, die ich kenne. Sie kann bei richtiger Durchführung innerhalb von Sekunden in einen ganz tiefen Hypnosezustand führen.

Du kannst es im Sitzen oder Stehen machen. Ich führe diese Einleitung im Stehen durch. Wenn die Klientin steht, musst du **unbedingt** darauf achten, dass sie nach hinten fallen könnte oder in sich zusammensackt. Sie muss auf jeden Fall sicher aufgefangen werden.

Um sicher zu sein, dass du Erfolg hast, kannst du auch sagen, dass es ein Test ist, ob sie deine Suggestionen annehmen kann. Dann hat sie nicht den Druck, in eine Hypnose fallen zu müssen.

Willst du mit mir eine Hypnose machen? Darf ich dich berühren?	Frage sie, ob sie eine Hypnose mit dir machen will, und ob du sie berühren darfst. Sie will.
	Wenn sie steht gebe ihr die Sicherheit, dass sie nicht fallen, sondern aufgefangen wird.
	Entweder steht eine Person hinter ihr und du bittest sie, sich nach hinten fallen zu lassen und dabei wird sie aufgefangen.
	Oder du zeigst ihr, wie du sie auffangen wirst.
	Dein linker Arm liegt in Schulterblatthöhe an ihrem

Rücken, deine rechte Hand umfasst ihren rechten Oberarm.

Stelle dich rechts neben die Frau.
Jetzt halte ihre linke Hand hinter Ihren Kopf. Führe die Hand langsam mehrmals rauf und runter. Gebe dabei die folgende Suggestion.

Du brauchst dir keine Mühe zu geben. Folge einfach nur meinen Anweisungen und deinem Gefühl.
Konzentriere dich auf meine Hand. Wende all deine Aufmerksamkeit nur dorthin. Und du fühlst, wie dich eine magnetische Kraft nach hinten zieht. Wie dieser Zug nach hinten immer stärker wird.

Dabei beobachte sie, ob sie sich nach hinten neigt.

Jetzt halte deine rechte Hand mit dem Zeigefinger als Fixationspunkt oberhalb der Augen, so dass sie nach oben sehen muss.
Führe deine rechte Hand langsam zu ihren Augen.
Gib dabei die Suggestion:

Schau jetzt nur auf meinen Finger, nur auf meinen Finger schauen. Konzentriere dich jetzt nur auf meinen Finger. Und du spürst, wie dich eine besondere magnetische Kraft nach hinten zieht.

Wiederholungen sind wichtig.

Wenn du spürst, dass sie nach hinten fallen will, lege schnell einen Finger auf ihre Stirn und sage betont:

Augen zu, schlaf, gehe tiefer, tiefer.

Dabei drücke deinen Finger auf ihre Stirn, so dass sie nach hinten fallen muss.
Entweder wird sie von einer anderen Person aufgefangen und sanft hingelegt, oder du hältst sie mit deinem linken Arm. Nimm deine rechte Hand unter ihren rechten Arm und lege sie sanft hin.
Dann lege sofort wieder deinen Finger auf ihre Stirn und vertiefe die Hypnose.

Werkzeug 17 Einleitung einer Blitzhypnose im Liegen

Diese Einleitung eignet sich sehr gut für eine schnelle Einleitung. Sie kann hervorragend für eine therapeutische Hypnose genutzt werden, weil die Patientin bereits im Hypnosesessel liegt und mit einer Decke zugedeckt ist. Für diese Einleitung wenden wir die Faszinationstechnik in Verbindung mit einer Unterbrechung der Erwartungshaltung an (ähnlich wie bei Werkzeug 22).
Bei der Faszinationstechnik schauen sich der Hypnotiseur und die zu hypnotisierende Person in die Augen.
Es kommt vor, dass die Patientin es als unangenehm empfindet, dem Hypnotiseur in die Augen zu sehen. Dann kannst du einen Punkt auf deiner Stirn anbieten oder einen Punkt unter deinen Augen.

Die Patientin liegt im Hypnosesessel.
Du stellst dich hinter sie und bittest sie, in deine Augen zu schauen. Beuge dich so weit vor, dass sie in deine Augen sehen kann und du in ihre Augen. Dabei halte deine Hände rechts und links neben Ihren Kopf, ohne sie zu berühren. Bitte sie, ohne zu blinzeln in deine Augen zu sehen. Dann soll sie deinen Augen nur mit Ihren Augen, ohne den Kopf zu bewegen, nach oben folgen. Dabei nimmst du deinen Kopf so weit zurück, dass sie gerade noch in deine Augen sehen kann.
Lenke Ihre Aufmerksamkeit auf deine Hände an ihrem Kopf und gleichzeitig auf Ihre Augen.
Du könntest folgende Suggestionen wählen. Besser ist es, wenn du eigene Worte findest.

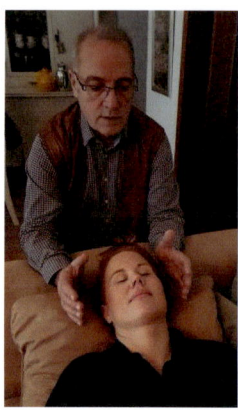

Und während sie ohne zu blinzeln in meine Augen sehen, können sie auch gleichzeitig diese angenehme Wärme und guten, ruhigen Schwingungen aus meinen Händen spüren. Schwingungen der Entspannung und Wärme vielleicht, wenn sie es so wollen. Entspannen auf ihre eigene Art und Weise, wie es für sie richtig und gut ist. Meine Stimme begleitet sie dabei".

Diese Suggestionen sollen mehrmals wiederholt werden.
Sicher hast du eigene Worte dafür.
Du kannst wahrnehmen, wie ihre Augen zu glänzen beginnen und die Augenlider zufallen wollen. In diesem Augenblick unterbrichst du ihre Erwartungshaltung.
Schnippe ganz plötzlich mit deinen Fingern vor ihren Augen und lege <u>sofort</u> einen Finger auf Ihre Stirn. **Sage dabei: „Schließ die Augen („Augen zu").   <u>SCHLAF</u>"** .
Jetzt solltest du die eingetretene Hypnose sofort vertiefen.

Werkzeug 18 Die „Acht Worte sofort Hypnose"

Diese blitzartige Einleitung empfiehlt sich nicht als therapeutische Einleitung. Sie ist zu abrupt. Bei praktischen Demonstrationen gelingt sie gut.
Die acht Worte sind:

„Drück meine Hand tiefer …. Schließ die Augen …. Schlaf!"

Natürlich wirst du bei dieser Einleitung mehr Worte als diese acht finden, um die Patientin zu motivieren, Deine Hand herunter zu drücken. Du ziehst die Hand plötzlich weg. Damit rechnet die Patientin nicht. Sie ist überrascht, der Kopf fällt meist nach vorn. Dann kannst du sofort einen Finger auf Ihre Stirn legen und die Hypnose vertiefen.

Wollen sie eine Hypnose mit mir machen? Darf ich sie berühren?	Frage die Klientin, ob sie eine Hypnose mit dir machen will, und ob du sie berühren darfst. Sie will.
	Du sitzt seitlich von ihr. Strecke ihr deinen Arm mit geöffneter Hand entgegen.
Bitte legen sie Ihre Hand auf meine Hand. Drücken sie Ihre Hand gegen meine Hand. Ich werde dagegen drücken.	Sie soll ihre Hand auf deine Hand legen und versuchen, deine Hand nieder zu drücken.

Drücken sie meine Hand fester herunter. Noch fester.	Sie drückt deine Hand tiefer. Halte dagegen. Jetzt ziehst Du ganz plötzlich deine Hand weg. Dabei sagst du ganz klar:
Augen zu, Schlaf, tiefer und tiefer.	
Mit jedem Atemzug, den sie tun, und mit jedem meiner Worte entspannen sie immer mehr.	Jetzt halte sie mit einer Hand am Nacken, mit der anderen Hand an der Stirn.
Während ich ihren Kopf leicht bewege, entspannt sich jeder Muskel in ihrem Körper. Spüren sie, wie sich mit jeder Bewegung mehr Muskeln entspannen und sie mehr und mehr entspannen. Konzentrieren sie sich auf ihre Atmung. Mit jedem Atemzug, den sie tun, entspannen sie immer mehr, immer tiefer. Und mit jedem Ausatmen gehen sie wie selbstverständlich ganz von allein tiefer in die Entspannung.	Führe ihren Kopf langsam nach vorn unten und kreise ihn vorsichtig. Fühle dabei, wie sich die Nackenmuskeln entspannen.
	Jetzt sollte sofort eine Vertiefung erfolgen.

Bitte nutze hier die Möglichkeit auf dieser Seite deine eigenen Ideen einzubringen und die Suggestionen zu ergänzen oder anzupassen.
Meine eigenen Ideen

Werkzeug 19 Einleitung „Handreichen"

Diese blitzartige Einleitung empfiehlt sich nicht als therapeutische Einleitung. Sie ist zu abrupt. Bei praktischen Demonstrationen und bei Schauhypnosen wird sie oft angewandt. Ich persönlich wende sie nicht an.
Es widerstrebt mir, einem Menschen die Hand zu reichen und sie zurück zu ziehen. In diesem Buch erwähne ich sie der Vollständigkeit halber.
Übrigens: diese Einleitung ist von Richard Bandler, einem Schüler von Milton Erickson und Entwickler des NLP entwickelt worden.

Einleitung Handreichen

Reiche der Klientin deine rechte Hand wie zu einem Händeschütteln. Sie erwartet, dass du ihre Hand nimmst. Aber du fasst stattdessen ihr Handgelenk sanft mit deiner linken Hand und führst ihre Hand ca. 30 cm vor ihre Augen. Dabei gehe an ihre linke Seite. Zeige mit deinem Zeigefinger der rechten Hand auf ihre Hand und fordere sie auf, ohne zu blinzeln nur auf die Handlinien zu sehen.

Schauen sie ohne zu blinzeln nur auf die Handlinien ihrer Hand. So ist es richtig.

Schauen sie nur auf die Linien in ihrer Hand, und sehen sie, wie ihre Hand zu ihren Augen zieht. Wie von einem Magneten angezogen immer näher, immer näher.

*Und je näher ihre Hand zu ihren Augen zieht, desto mehr wollen sich ihre Augen schließen. Ihre Augen wollen sich schließen.
Während sich ihre Hand immer näher zu ihren Augen senkt, wollen sich ihre Augen immer mehr schließen. Ja, genau. Näher und näher, bis sie es einfach geschehen lassen. So ist es richtig.*

Und ihre Hand findet ihr drittes Auge auf ihrer Stirn. Ihr Stirnchakra öffnet sich für meine Worte.

Ihre Hand bleibt unbeweglich genau so stehen, wie sie jetzt ist. Völlig unbeweglich und steif, bis ich etwas Anderes sage.

Während ihre Hand jetzt immer tiefer sinkt, fühlen sie sich immer wohler, sinken immer tiefer in die Entspannung. Je tiefer sie entspannen, desto wohler fühlen sie sich.

Führe ihre rechte Hand langsam und sanft zu ihrem Gesicht.

Dabei beobachtest du ihre Augen. Wenn die Augenlider blinzeln oder flattern, führe deine rechte Hand über ihre Augen nach unten.
Ihre Augen schließen sich.
Du hast jetzt viele Möglichkeiten die Hypnose zu vertiefen.
Zum Beispiel:
Du führst ihre Hand zur Stirn.
Oder:
Du lässt den Arm los.
Der Arm ist kataleptisch steif.
Oder:
Du führst ihre Hand vom Gesicht weg nach unten.
Jetzt kannst du fraktionieren.

Werkzeug 20 „Augenschluss im Sitzen"

Wollen sie eine Hypnose mit mir machen?

Frage, ob die Patientin eine Hypnose mit dir machen will, und ob du sie berühren darfst

Darf ich sie berühren?

Sie will. Sie sagt ja.

Sie brauchen sich keine Mühe zu geben. Folgen sie einfach nur meinen Anweisungen und ihrem Gefühl.

Schauen sie bitte jetzt nur auf meinen Finger, folgen ihm, ohne den Kopf zu bewegen, nur mit ihren Augen.

Du hältst den Zeigefinger deiner rechten Hand ca. 30 cm vor ihr Gesicht.
Dann führe deine Hand höher, so dass sie nach oben schauen muss.

Schauen sie jetzt bitte nur auf meine Fingerspitze. Und während sie das tun, werden sie merken, dass ich meinen Finger auf ihre Stirn hin führe. Immer tiefer zu ihrer Stirn.

Führe den Finger so hoch, dass es für die Patientin anstrengend ist. Das erkennst du daran, dass sie die Augenbrauen nach oben zieht.

Und wenn ich ihre Stirn berühre, machen Sie einfach ihre Augen zu und sehen hinter den geschlossenen Augen auf den Punkt auf

So hast du keinen Druck, dass die Augen zufallen müssen, und sie arbeitet

ihrer Stirn, den ich berühre. So, als ob sie durch ihre Stirn den Finger sehen könnten.

Schließen sie einfach Ihre Augen.

Lassen sie ihren Kopf nicht nach hinten drücken. Halten sie dagegen. Ihre Augen sind fest verschlossen. Ganz fest verschlossen.

Und sie sehen hinter den geschlossenen Augen auf den Punkt auf ihrer Stirn, den ich berühre. So, als ob sie durch ihre Stirn den Finger sehen könnten. Je mehr sie versuchen, die Augen zu öffnen, desto fester verschließen sie sich. Ganz fest verschlossen sind ihre Augen.
Versuchen sie Ihre Augen zu öffnen. Ihre Augen sind ganz fest verschlossen. Es geht nicht. Je mehr sie versuchen, sie zu öffnen, desto fester sind sie verschlossen. Testen sie, die Augen zu öffnen, aber es geht nicht. Versuchen sie es jetzt nicht mehr.

aktiv mit. Die Augen sollen sich schließen.

Wenn die Augen nicht geschlossen sind, fordere die Patientin auf, die Augen zu schließen.

Lege deinen Finger auf ihre Stirn. Übe einen leichten Druck auf die Stirn aus. Dadurch lenkst du ihre Konzentration ab.

Dabei beobachte, dass sie Ihre Augenbrauen anhebt.
Wenn die Augenbrauen nach oben gehoben sind, ist es fast unmöglich die Augen zu öffnen.

„SCHLAF. Schlaf tiefer und tiefer. Angenehmer und wohliger. Schlaf immer tiefer und wohliger."

Jetzt löse plötzlich deinen Finger von ihrer Stirn. Damit rechnet sie nicht und ist überrascht (Konfusion). In diesem Augenblick sagst du:

Sofort danach muss die Vertiefung folgen.

Bitte nutze hier die Möglichkeit auf dieser Seite deine eigenen Ideen einzubringen und die Suggestionen zu ergänzen oder anzupassen.

<u>Meine eigenen Ideen</u>

Werkzeug 21 Einleitung mit Zug eines Armes

Diese schnelle Einleitung wird sehr oft bei Schauhypnosen angewandt. Das Gelingen versetzt die Zuschauer immer wieder in Erstaunen. Sie kann im Stehen oder Sitzen angewandt werden. Im Stehen gelingt sie sehr gut.
Weil du den Arm der Patientin nach vorn ziehst, musst du unbedingt darauf vorbereitet sein, dass die Patientin nach vorne fallen könnte und du sie auffangen musst. Der Zug soll gleichzeitig ruckartig sein, aber auch so sanft, dass du der Patientin keinen Schaden zufügen kannst.
Diese Technik darf auf keinen Fall bei Patientinnen mit Wirbelsäulenbeschwerden durchgeführt werden.
Sorge für die Sicherheit Deiner Patientin!
Diese Möglichkeit einer Einleitung ist für eine Fraktionierung geeignet.
Ich übe diese Technik nicht aus und überlasse sie den Schauhypnotiseuren.
Weil du diese mögliche Einleitung vielleicht schon einmal gesehen hast und selbst erstaunt, vielleicht sogar ungläubig warst, ob sie auch wirklich funktioniert, biete ich sie dir hier der Vollständigkeit halber an.

	Die Patientin steht/sitzt Dir gegenüber.
Wollen sie einmal das gute Gefühl einer tiefen Entspannung erleben?	Ja, sie will. Bitte sie, die Füße zusammen zu stellen. Dadurch bekommt sie einen unsicheren Stand.

	Das ist wichtig, wenn Du den Arm nach vorne ziehst.
Ich werde sie in wenigen Augenblicken bitten, mir ihre Hand zu geben. Dann werde ich ihre Hand nach vorne ziehen. Wenn sie spüren, dass ich ihre Hand nach vorne ziehe, schließen sie einfach ihre Augen. Lassen sie dann einfach die Augen zufallen.	Dadurch bekommt die Patientin das Gefühl, dass sie die Augen nicht schließen **muss**, sondern zumachen **darf**.
Lassen sie dann ihren Kopf entspannt nach vorne fallen. Sie können sicher sein, dass ich sie halte. Dabei werdens in einen wunderbaren, angenehmen Zustand der Hypnose sinken. Lassen sie es einfach nur zu. Bitte geben Sie mir ihre rechte Hand.	Sie gibt dir ihre Hand in deine rechte Hand.
Schauen sie jetzt auf diesen Punkt unter meinem linken Auge. Konzentrieren sie sich auf diesen Punkt und wenden sie ihre ganze Aufmerksamkeit auf diesen Punkt.	Du zeigst mit einem Finger deiner linken Hand auf einen Punkt unter deinem linken Auge.
Schauen sie nur auf den Punkt unter meinem linken Auge. Konzentrieren sie sich auf den Punkt.	Sie schaut auf den Punkt. Dann lege deine linke Hand in den Nacken der Patientin. Du gibst ihr damit das Gefühl der Sicherheit.

Jetzt ziehe, ruckartig und trotzdem sanft, Ihre Hand nach vorne unten. Damit kippt sie automatisch nach vorn. Halte die Patientin sofort mit deiner rechten Hand an der Stirn fest und sage ganz bestimmt:

*„**Schlaf**, sie stehen vollkommen sicher und stabil. Gehe tiefer, tiefer, tiefer.*

Bewege Ihren Kopf sanft hin und her. Damit geht sie tiefer in Hypnose. Vertiefe die Hypnose sofort als Fraktionierung.

Bitte nutze hier die Möglichkeit auf dieser Seite deine eigenen Ideen einzubringen und die Suggestionen zu ergänzen oder anzupassen.

<u>Meine eigenen Ideen</u>

Werkzeug 22 Schnellhypnose nach der Methode Hans-Werner Egeling

Nachdem du die Patientin über die Hypnose informiert hast, kannst du mit dieser Einleitung einen sehr schnellen Erfolg erzielen. Die Patienten gehen damit in eine tiefe Hypnose.

Die Frau sitzt oder steht.

Bitte geben sie mir Ihre Hände.

Du nimmst die Hände der Patientin in deine Hände, so dass ihre Arme ausgestreckt sind.
Deine Arme sind angewinkelt. So kannst du länger die Arme halten.

Schauen sie mir in die Augen. Dabei findet kein Machtkampf statt. Sie könnten Ihre Augen wahrscheinlich länger aufhalten als ich. Das wäre für mich auch in Ordnung. Achten sie einfach nur auf das, was geschieht. Wenn sie eine Regung spüren, geben sie diesem Gefühl nur nach. Kämpfen sie nicht dagegen an, sondern folgen sie einfach nur ihrem Gefühl. Schauen sie jetzt bitte nur in eines meiner Augen. Es ist egal,

Du schaust auf „das dritte Auge auf der Nasenwurzel". Das ist für den Therapeuten einfacher.
Sie hat die Wahrnehmung, dass du in ihre Augen schaust.

ob es das rechte oder das linke Auge ist. Schauen sie bitte nur in das eine Auge und suchen sie sich einen ruhigen Punkt in meinem Auge. Schauen, ohne zu blinzeln, nur in den ruhigen Punkt in meinem Auge. Stellen sie sich dabei vor, dass ein Licht aus meinem Auge in ihre Augen fließt. Wie ein Sonnenstrahl, der in ihre Augen strahlt. Und sie brauchen den Lichtstrahl nicht zu sehen. Es reicht, wenn sie sich den Sonnenstrahl vorstellen. Schauen sie, ohne zu blinzeln, nur in den ruhigen Lichtpunkt in meinem Auge. Während sie gleichzeitig spüren können, wie ihre Arme schwerer werden. Ohne zu blinzeln, schauen sie nur in den ruhigen Lichtpunkt in meinem Auge.

Du kannst spüren, wie ihre Arme schwerer werden. Stütze noch einen Augenblick ihre Arme, um die Schwere deutlicher werden zu lassen.

*Und ich spüre schon ganz deutlich, wie ihre Arme immer schwerer und müder werden. Wer hält denn auch schon gerne die Arme so lange so hoch, wenn sie schwerer und müder werden.
Ohne zu blinzeln, schauen sie nur in mein Auge, in ihren Lichtpunkt der Ruhe.
Und die Schwere aus den Armen fließt schwer und müde auch in ihre Augenlider, die jetzt immer müder und schwerer werden dürfen.*

Du fühlst, dass ihre Arme entspannen. Ihre Arme werden schwerer. Gleichzeitig achtest du auf ihre Augen.

In ihren Augen beginnt es zu brennen. Und das Brennen in ihren Augen wird immer

Du siehst, dass ihre Augen glasig werden.

deutlicher, wie auch ihre Arme immer schwerer und müder werden. Die Schwere der Arme fließt wie ein Fluss in ihre Augenlider, die jetzt immer müder und schwerer werden. Immer müder, immer schwerer sind ihre Augenlider. Fallen lassen, geschehen lassen, wirken lassen.

Nun stützt du ihre Arme nicht mehr, sondern lässt sie langsam sinken.

Und so, wie ihre müden, schweren Arme jetzt immer tiefer sinken, sinken auch ihre Augenlider immer tiefer. Der Wunsch, die Augen zu schließen, wird jetzt immer größer. Ganz müde und schwer sind ihre Augenlider, die immer tiefer und tiefer sinken dürfen. Fallen lassen, geschehen lassen, wirken lassen.

Im gleichen Maße, wie ihre Arme sich senken, dürfen sich auch Ihre Augenlider senken, dürfen sich schließen und zubleiben. Dürfen sich ausruhen und die tiefe Ruhe genießen. Einfach schließen lassen, fallen lassen, geschehen lassen. Zufallen lassen.

Es kann auch sein, dass du die Arme ein wenig nach unten drücken musst. Dabei beobachtest du ihre Augen und fühlst die Schwere in den Armen. Du passt deine Worte ihren Reaktionen an. Wenn die Arme sich noch leicht anfühlen, suggeriere Schwere in die Arme. Wenn die Augen sich nicht schließen wollen, sondern immer wieder kurz zufallen, sagst Du, dass sie,

Und wenn ihre Hände Ihre Oberschenkel berühren, lassen sie sich sanft, weich und wohlig ganz tief in diese Ruhe und Müdigkeit fallen.

Und während jetzt ihr linker Arm immer tiefer sinkt, dürfen sie sich erlauben, immer mehr zu entspannen und die Schwere und Müdigkeit in den Augenlidern zu fühlen. So müde und schwer sind schon ihre Augenlider. So müde, so schwer. Und während ihr linker Arm so schwer und müde immer tiefer sinkt, sinken auch ihre Augenlider immer tiefer. Fallen lassen, geschehen lassen, wirken lassen. Und wenn ihre linke Hand ihren Oberschenkel berührt, dürfen sie sich ganz tief in diese angenehme Müdigkeit sinken lassen.

ohne zu blinzeln, in deine Augen sehen soll.

Jetzt lass einfach Ihre Hände auf die Oberschenkel fallen und führe die so eingeleitete Hypnose weiter.

Es kommt auch vor, dass die Patientin ihre Augen ganz lange aufhalten kann, oder ihre Arme nicht schwer werden. Dann kannst du so vorgehen: In der Situation, in der du ihre beiden Arme tiefer führst, halte einen Arm an, und führe nur einen Arm tiefer. (z. B. den linken Arm)
Du bekommst dadurch mehr Zeit.

Jetzt lass einfach ihre linke Hand auf die Oberschenkel fallen.

Und so wie jetzt auch ihr rechter Arm immer tiefer sinkt, dürfen sich jetzt auch ihre Augen schließen, dürfen immer tiefer und tiefer sinken, bis die Augen sich geschlossen haben. Fallen lassen, geschehen lassen, wirken lassen. Und wenn auch ihre rechte Hand die Unterlage berührt, dürfen sie sich ganz tief in diese angenehme Müdigkeit sinken lassen.

Ihre Augen haben sich geschlossen und sie lassen sich in dieses angenehme Gefühl sinken.

Dann führst du auch den rechten Arm tiefer.

Jetzt lass einfach ihre rechte Hand auf die Oberschenkel fallen und führe die so eingeleitete Hypnose weiter.

Wenn die Augen sich vorher geschlossen haben, gehst du natürlich sofort darauf ein.

Bitte nutze hier die Möglichkeit auf dieser Seite deine eigenen Ideen einzubringen und die Suggestionen zu ergänzen oder anzupassen.

Meine eigenen Ideen

Einleitung mit Handfixation

Mit der Hand der Patientin als Fixationspunkt kannst du sowohl eine Blitzhypnose als auch eine therapeutische Einleitung machen. Diese Technik eignet sich auch hervorragend zur Vertiefung mit Fraktionierung. Außerdem kann die Hand der Patientin in verschiedenen Variationen genutzt werden. Wir bieten dir in diesem Buch verschiedene Möglichkeiten oder Variationen an.
Wir nutzen die Handfixation sehr gerne, weil die Patientin selbst erlebt, dass sie selbst an der Hypnose teilnimmt und etwas schafft, was sie vorher nicht glaubte, dass es funktioniert. Insbesondere bei Menschen, die alles kontrollieren wollen, wenden wir diese Technik gerne an.
Die Menschen dürfen kontrollieren, dass sie selber Ihre Augen sinken lassen dürfen, während sie prüfen, dass sie ihre Hand sinken lassen. Außerdem kann ich die Handfixation als Anker zur Einleitung einer Selbsthypnose nutzen.

Bitte nutze hier die Möglichkeit auf dieser Seite deine eigenen Ideen einzubringen und die Suggestionen zu ergänzen oder anzupassen.
Meine eigenen Ideen

Werkzeug 23 Einleitung mit Handfixation I

Die Person liegt und ist zugedeckt.
Du nimmst ihre Hand und führst sie mit deiner rechten Hand ca. 20 bis 30 Zentimeter über ihre Augen. Mit einem Finger deiner linken Hand zeigst du in die Handfläche der Person. Du bittest sie, sich da einen Punkt mit ihrer Lieblingsfarbe (z.B. grün) vorzustellen und ohne zu blinzeln diesen Punkt zu fixieren.
„Schauen sie bitte ohne zu blinzeln nur auf diesen Punkt in ihrer Hand. Stellen sie sich dabei den Punkt in ihrer Lieblingsfarbe grün vor. Sie brauchen den Punkt nicht grün zu sehen. Es reicht, wenn sie sich ihn grün vorstellen können.
Jetzt führe ihre Hand etwas höher zur Stirn hin. Die Patientin soll, ohne den Kopf zu bewegen, diesem Punkt nur mit den Augen folgen, so dass sie nach oben sehen muss, bis sich ihre Augenbrauen etwas heben.
Schauen sie dem grünen Punkt nur mit ihren Augen nach, ohne den Kopf zu bewegen. Während sie auf den imaginären grünen Punkt schauen, kann sich ganz leicht ihre Hand senken, während ihre Augen immer müder werden".
Ganz langsam und vorsichtig lässt du ihre Hand los. **Der Arm wird schweben bleiben.** Dann fahre mit deiner linken Hand von der Stirn aus zwischen ihren Augen und ihrer Hand immer tiefer und sage:
„Schließen sie die Augen, Schlaf. Tiefer und tiefer entspannen."
Der Arm schwebt und du nutzt es zur Vertiefung.
Ich zähle jetzt von 1 bis 3. Wenn ich die Zahl 3 nenne, wird ihr Arm langsam und wie von selbst immer tiefer sinken. Immer tiefer. Und so wie Ihr Arm immer tiefer sinkt, sinken auch sie immer tiefer und tiefer in eine wohltuende Entspannung. Je tiefer sie gehen, desto wohler fühlen sie sich. Eins ... zwei ... drei.
Es gibt jetzt zwei Möglichkeiten:

Werkzeug 24 Möglichkeit I A:

Wenn der Arm zur Stirn sinkt, sagst du:
Und wenn ihre Hand die Stirn berührt, sinken sie zehn Mal so tief in Hypnose."

Wenn du sicher bist, dass die Patientin in einer Hypnose ist, kannst du einen **Convincer** machen. Ich gebe dir hier eine mögliche Variante.
Sicher hast du für dich schon eine andere Idee.

Sie fühlen, wie sich ihre Hand mit ihrer Stirn verbindet. Ihre Hand verbindet sich immer mehr und mehr und fester mit ihrer Stirn, so dass Sie das Gefühl bekommen, als wäre Ihre Hand mit ihrer Stirn verklebt. Verbinden, verkleben sie ihre Hand mit ihrer Stirn so, dass sie das Gefühl haben, dass ihre Hand mit ihrer Stirn fest verbunden ist. Wenn ich sie gleich bitte, ihre Hand zu heben, können sie testen, dass sie ihre Hand so fest mit ihrer Stirn verbunden haben, dass es nicht mehr geht. Je mehr sie es versuchen, desto fester verbindet sich ihre Hand mit ihrer Stirn. Testen sie es jetzt. Versuchen sie Ihre Hand zu lösen, es geht nicht!!

Die Patientin versucht es, die Hand bleibt aber mit der Stirn verbunden.
Nach drei bis vier Sekunden sage:

Jetzt beenden sie den Versuch. Wenn ich ihre Hand berühre, lösen sie sofort die Verbindung ihrer Hand mit der Stirn. Machen sie ihre Hand dann ganz frei und beweglich. Ich berühre jetzt ihre Hand. Lösen sie jetzt ihre Hand von ihrer Stirn und lassen sie sie auf die Unterlage sinken. Je tiefer ihre Hand sinkt, desto tiefer gehen sie in Ihre Entspannung. Und wenn ihre Hand die Unterlage berührt, sind sie in einer angenehmen tiefen Entspannung".

Werkzeug 25 Möglichkeit I B:

<u>Sobald der Arm zur Unterlage sinkt sagst du:</u>
Je tiefer ihre Hand sinkt, desto tiefer gleiten sie in ihre Entspannung. Und wenn ihre Hand die Unterlage berührt, sind sie in einer angenehmen tiefen Entspannung. So wie es für sie richtig und gut ist.
Dann vertiefe die Hypnose.

Bitte nutze hier die Möglichkeit auf dieser Seite deine eigenen Ideen einzubringen und die Suggestionen zu ergänzen oder anzupassen.

Meine eigenen Ideen

Werkzeug 26 Einleitung mit Handfixation II

Die Person liegt und ist zugedeckt.
Du nimmst ihre Hand und führst sie mit deiner rechten Hand ca. 20 bis 30 Zentimeter über ihre Augen. Mit einem Finger deiner linken Hand zeigst du in die Handfläche der Person. Du bittest sie, sich da einen Punkt mit ihrer Lieblingsfarbe (z.B. grün) vorzustellen und ohne zu blinzeln diesen Punkt zu fixieren.

Schauen sie bitte ohne zu blinzeln nur auf diesen Punkt in ihrer Hand.
Stellen sie sich dabei den Punkt in ihrer Lieblingsfarbe grün vor.
Und sie brauchen den Punkt nicht grün sehen. Es reicht, wenn sie ihn sich grün vorstellen können.

Jetzt führe ihre Hand etwas höher zur Stirn hin. Sie soll, ohne den Kopf zu bewegen, diesem Punkt nur mit den Augen folgen, so dass sie nach oben sehen muss, bis sich ihre Augenbrauen etwas heben.

Schauen sie dem grünen Punkt nur mit Ihren Augen nach, ohne den Kopf zu bewegen.
Während Sie auf ihren grünen Punkt schauen, kann sich ganz leicht ihre Hand senken, während ihre Augen immer müder werden.

Jetzt achte auf ihren Atem. Wenn sie einatmet sagst du:
Atmen sie ein und halten den Atem an. Anhalten, anhalten.
Ausatmen. Schließen sie dabei ihre Augen.

Halte ihre Hand, bis sie die Augen geschlossen hat. Dann lasse die Hand sinken, bis die Finger die Stirn berühren. Gib dabei Suggestionen von Ruhe, Müdigkeit, Schlaf. Dann führe die Hand von der Stirn weg auf die Unterlage und vertiefe die Hypnose. Am besten ist eine Fraktionierung.

Bitte nutze hier die Möglichkeit auf dieser Seite deine eigenen Ideen einzubringen und die Suggestionen zu ergänzen oder anzupassen.

Meine eigenen Ideen

Werkzeug 27 Einleitung mit Handfixation III
Die Patientin liegt und ist zugedeckt.
Du nimmst ihre Hand und führst sie mit deiner rechten Hand ca. 20 bis 30 Zentimeter über ihre Augen. Die Person hält ihre Hand hoch, fixiert den Punkt in der Hand.

Du sagst: *Ich halte ihren Arm. Sie brauchen mir nicht zu helfen, ich mache es allein. Entspannen sie ihren rechten/linken Arm immer mehr und mehr. Lassen sie ihn schlaff in meiner Hand ruhen. Ich halte ihn. Sie brauchen sich nur auf den Punkt in ihrer Hand zu konzentrieren."*

Wenn du dann fühlst, dass der Arm schlaff ist, führst du ihn nicht zur Stirn, sondern lässt ihn einfach auf die Unterlage fallen und sagst sofort.

SCHLAF. Tiefer und tiefer sinken.

Sobald du den Arm loslässt, lege einen Finger auf ihre Stirn. Vertiefe sofort die Hypnose.

In diesem Fall bietet sich natürlich sofort eine Fraktionierung mit dem Arm an. Ich gebe dir hier eine Anregung.

Ich werde jetzt gleich ihren Arm wieder ein wenig anheben. So wie ich ihren Arm nach oben hebe, öffnen sie Ihre Augen. Und so wie ihr Arm dann wieder fällt, lassen sie sich sanft und weich und sicher wie in ein Daunenbett in die Entspannung fallen. Und jedes Mal, wenn wir diese Übung machen, gehen sie tiefer und tiefer in die Hypnose.
Wenn sie mögen, jedes Mal doppelt so tief".
Führe diese Art der fraktionierten Hypnose mehrmals hintereinander durch. Du wirst sehr erstaunt sein, wie tief deine Patientin in die Hypnose gleitet.

Bitte nutze hier die Möglichkeit auf dieser Seite deine eigenen Ideen einzubringen und die Suggestionen zu ergänzen oder anzupassen.

Meine eigenen Ideen

Kapitel V   Aktive Hypnoseeinleitungen

Es gibt eine große Vielzahl von Hypnose-Einleitungstechniken. Wir unterscheiden in:

> A: Aktive Hypnoseeinleitungen, bei denen die Patienten/Klienten mitwirken. Z.B. die Menschen fixieren ein Objekt. Die Augen schließen sich. Dann folgen Suggestionen, die in die Entspannung führen.
> B: Passive, verbale Hypnoseeinleitungen. Die Patienten/Klienten liegen oder sitzen und schließen, auf Deine Aufforderung hin, die Augen. Dann folgen Suggestionen, die in die Entspannung führen.

Im Kapitel IV haben wir schnelle Einleitungen und Blitzhypnosen kennengelernt. Einige davon sind nur für Schauhypnosen geeignet, z.B. Werkzeug 19 oder 21. Einige davon können auch in einer therapeutischen Hypnose angewandt werden, z.B. Werkzeug 22 oder 23.
Alle Blitzhypnosen sind aktive Einleitungen.
Um möglichst erfolgreich zu sein, solltest du viele Techniken beherrschen, um dich dem Menschen der hypnotisiert werden will, anzupassen. Wir möchten dir dazu ein Beispiel geben.

Eine Patientin kommt in deine Praxis zur Hypnosetherapie. Im Vorgespräch (Anamnese) erfährst du, dass die Frau schon einmal bei einem Hypnotiseur war. Frage sie unbedingt nach der Erfahrung, die sie dabei gemacht hat.
Wenn es eine gute Erfahrung ist, solltest du die Einleitungstechnik anwenden, die damals gemacht wurde. Die Person erinnert sich an den Erfolg und kann sich sofort darauf einlassen. Wenn es aber eine negative Erfahrung war, solltest du die damals angewandte Technik nicht einsetzen. Dann musst du selbstverständlich eine andere Einleitung anwenden. Deshalb ist es wichtig, möglichst viele Einleitungstechniken zu beherrschen.

In diesem Buch geben wir dir eine Vielzahl von möglichen Hypnoseeinleitungen, die du auch miteinander verbinden solltest.
Noch etwas ist uns ganz wichtig. Lerne niemals geschriebene Konzepte, wie wir sie hier erklären oder wie sie in der Literatur vorgestellt werden, auswendig. Nimm diese Texte nur als „Roten Faden" und verbinde alle Anregungen, die dir und deiner Persönlichkeit entsprechen, miteinander. So schaffst du dir deine eigene Hypnosetechnik und vervielfältigst damit deine unbegrenzten Möglichkeiten.

Fixationsmethoden
Fixationstechniken sind wahrscheinlich die ältesten Hypnose-Tranceeinleitungen, die aber auch heute noch fast 100% in eine Trance führen. Bei diesen Techniken kommt es darauf an, dass die Patientin Ihre Augen ganz starr, ohne zu blinzeln, auf ein Objekt fixieren soll.
Dabei soll die Patientin/Klientin Ihre Aufmerksamkeit und Konzentration auch gleichzeitig auf das Objekt und die dabei entstehenden Veränderungen lenken. (Denke an die A U S Formel Kapitel IV).
Wir nutzen dabei die physiologischen Vorgänge im Körper des Menschen. Bei der Einleitung mit Fixationstechnik erlebt der Mensch bewusst, dass sich etwas verändert. Wir verstärken die Veränderungen mit Suggestionen. Wichtig ist, die Suggestionen zu wiederholen. Ich empfehle gerne:
„Gebetsmühlenartig wiederholen, bis die Augen zu sind."

Als Fixationspunkt eignet sich im Grunde jedes Objekt, worauf die Patientin Ihren Blick und Ihre Aufmerksamkeit lenken kann. Du musst nur Deine Suggestionen dem Gegenstand anpassen. Das Objekt der Fokussierung sollte nicht **spitz** sein. Mir selbst ist es auch unangenehm, wenn etwas **Spitzes** über meinen Augen hängt. Ich habe dann das unangenehme Gefühl, es könnte in meine Augen fallen.

Wir nutzen einen Glaskegel, den wir den Patientinnen ca. 20 bis 30 cm über die Augen halten. Dann führen wir den Kegel nach oben zur Stirn und fordern die Patientin auf, dem Kegel nur mit den Augen zu folgen, ohne den Kopf zu bewegen. Diese Art der Einleitung funktioniert sehr gut und zuverlässig. Insbesondere dann, wenn die Patientin schon die Vorstellung hat, dass zur Einleitung einer Hypnose ein Kegel über die Augen gehalten wird.

Sage bitte <u>nicht</u>: *„Schauen sie bitte auf die **Spitze** des Kugelschreibers".*
Wie bereits erwähnt, empfinden es einige Menschen als unangenehm, etwas **Spitzes** über den Augen zu haben. Es könnte ja, wenn es ins Auge fällt, sehr weh tun.
Sage besser: *„Schauen sie ohne zu blinzeln nur auf den Kugelschreiber".*

Wir geben dir hier eine kleine Auswahl an Möglichkeiten zur Fixation.
--- Einige Therapeuten befestigen einen Punkt an der Wand. So müssen die Patienten, wenn sie auf der Hypnoseliege ruhen, nach oben hinten auf diesen Punkt schauen.
--- Eine Kerzenflamme eignet sich sehr gut. Schon nach wenigen Augenblicken des Starrens, verdoppelt sich die Flamme.
--- Ein Ring an der Hand der Patientin kann auch fixiert werden.
--- Ein imaginärer Farbpunkt in der Hand, die über die Augen gehalten wird.
--- Die Handfixation mit dem imaginären Farbpunkt eignet sich auch als Vertiefungstechnik, wenn wir fraktionieren wollen.
--- Teste für dich zur Sicherheit verschiedene Objekte aus, z.B. einen Kugelschreiber, deinen Finger oder eine Münze.

Die folgenden Suggestionen sind nur Beispiele und sollen dir als Anregung dienen. Sicher findest du deine eigenen Formulierungen und hast schon eine Idee, wie du es machen willst.

Bitte nutze hier die Möglichkeit auf dieser Seite deine eigenen Ideen einzubringen und die Suggestionen zu ergänzen oder anzupassen.

Meine eigenen Ideen

Werkzeug 28 Fixation auf einen Kegel, Version I

1. Die Patientin sitzt oder liegt. Sie hat die Augen geöffnet. Halte der Patientin einen Glaskegel ca. 20 bis 30 cm über die Augen. Dann führe den Kegel nach oben zur Stirn und fordere die Patientin auf, dem Kegel nur mit den Augen zu folgen, ohne den Kopf zu bewegen.
   „Schauen sie bitte auf den Kegel. Folgen ihm nur mit den Augen, ohne den Kopf zu bewegen. Sehen sie ohne zu blinzeln nur auf den Kegel."
   Wenn der Mensch ohne zu blinzeln auf ein Objekt schaut, trocknen die Bindehäute in den Augen aus. Dadurch bekommt die Patientin das Gefühl, als würde es in Ihren Augen brennen. Wir bemerken das Brennen, weil die Augen „glasig" werden. So, als würden gleich Tränen in Ihre Augen strömen.
   In dem Augenblick kannst du die folgende Suggestion geben:
   Und in ihren Augen beginnt es zu brennen. Das Brennen verstärkt sich mehr und mehr.
2. Durch das angestrengte Schauen auf einen Punkt werden die Augenmuskeln überfordert. Der Mensch nimmt dann das Objekt verschwommen, unscharf oder doppelt wahr. Unterstütze das Gefühl durch folgende Suggestionen:
   Und sie sehen den Kegel (oder ein anderes Objekt benennen, das wir der Patientin anbieten, auf das sie schauen soll, z.B. ein Punkt an der Wand, eine Kerzenflamme oder den Ring an ihrem Finger usw.) *doppelt, verschwommen oder unscharf.*
3. Die Muskeln der Augenlider ermüden, weil die Patientin die Augenlider angestrengt aufhält. Die Augenlider fühlen sich dadurch müder und schwerer an. Gebe die Suggestionen erst in der **Zukunftsform**
   *Und die Augenlider **werden** immer schwerer, immer müder.*

Wenn die Patientin zu blinzeln beginnt, weißt du, dass die Patientin die Schwere empfindet. Dann ändere deine Suggestionen in die
<u>Gegenwartsform</u>

*So schwer <u>**sind**</u> ihre Augenlider schon, dass sie das Bedürfnis haben, die Augen einfach zu schließen. Lassen sie die Augen einfach zufallen.*

4. Es ist wirklich anstrengend, die Augen ohne zu blinzeln offen zu halten. Deswegen wird der Wunsch, die Augen schließen zu dürfen, immer dringender. Die Patientin empfindet es als angenehm, endlich die Augenlider fallen zu lassen und die Augen zu schließen. Dann könntest du folgende Suggestionen geben:

   Und wie angenehm ist es doch, die Entspannung in den Augen zu fühlen. Hinter den geschlossenen Augen einfach nur zu entspannen. Und diese wunderbare, tiefe Entspannung durch den ganzen Körper fließen zu lassen.

Hier haben wir noch einmal die Suggestionen von 1 bis 4 zusammengefasst:

*Schauen sie bitte auf den Kegel. Folgen ihm nur mit den Augen, ohne den Kopf zu bewegen. Sehen sie ohne zu blinzeln nur auf den Kegel. Und in ihren Augen beginnt es zu brennen. Das Brennen verstärkt sich mehr und mehr und sie sehen den Kegel doppelt, verschwommen oder unscharf und die Augenlider <u>**werden**</u>*

*immer schwerer, immer müder. So schwer <u>**sind**</u> ihre Augenlider schon, dass sie das Bedürfnis haben, die Augen einfach zu schließen. Lassen sie die Augen einfach zufallen. Wie angenehm ist es doch, die Entspannung in den Augen zu fühlen. Hinter den geschlossenen Augen einfach nur zu entspannen. Und diese wunderbare, tiefe Entspannung durch den ganzen Körper fließen zu lassen.* Sobald die Augen geschlossen sind, kann die Vertiefung erfolgen. Im Kapitel VII empfehlen wir dir einige Techniken dazu.

Werkzeug 29 Fixation auf einen Kegel, Version II

Die Fixationstechnik kann natürlich auch mit weiteren Suggestionen ergänzt werden. Hierzu eignen sich besonders solche, die die Patientin bestätigen kann, z.B.

Schauen sie bitte auf diesen Kegel. Folgen sie dem Kegel nur mit den Augen, ohne den Kopf zu bewegen. Schauen sie ohne zu blinzeln nur auf diesen Kegel. Und während sie auf den Kegel sehen, ohne zu blinzeln, können sie sich mit jedem Atemzug schon immer entspannter fühlen. Mit jedem Einatmen fühlen sie sich immer entspannter und schläfriger. Mit jedem Ausatmen lassen sie sich immer angenehmer und tiefer in ein Wohlgefühl tiefer Entspannung sinken. Lassen sie Ihren Atem einfach fließen. Dabei brauchen sie nichts zu tun. Es atmet sie ganz von alleine. Lassen sie ihren Atem sich selber atmen. Und während sie auf den Kegel sehen, merken sie schon, wie sie mehr und mehr entspannen, wie ihr Atem schon ruhiger und ruhiger geht, beim Aus- und Einatmen. Wie auch ihre Augen sich mehr und mehr entspannen wollen. Ganz von allein. Und so, wie sich ihr Atem ganz von allein selber atmet, so sinken auch ihre Augenlider ganz von allein, und dabei brauchen se nichts zu tun, immer tiefer und tiefer. Dürfen sich von selbst schließen.

Sobald die Augen geschlossen sind, muss die Vertiefung erfolgen.

Werkzeug 30 Sanfte Fixation auf einen Kegel

Wir möchten dir hier eine Anregung geben, wie du mit einer Fixation und anschließender verbaler Vertiefung eine Person in eine tiefe Trance führen kannst.

Schauen sie bitte nur auf diesen Kegel über ihren Augen. Folgen sie dem Kegel nur mit ihren Augen, ohne den Kopf zu bewegen. Ohne zu blinzeln schauen sie bitte auf den Kegel. Und ich weiß, dass es schwer ist, ohne zu blinzeln auf den Kegel zu sehen. Während ihre Augen schon beginnen, immer müder und schwerer zu werden. Immer müder, immer schwerer. Und der Kegel wird sich verändern. Er wird ihnen vielleicht doppelt oder verschwommen, oder auf ihre eigene Weise irgendwie verändert erscheinen. Und in ihren Augen beginnt es zu brennen. Das Brennen ihrer Augen wird immer intensiver. Und der Wunsch, die Augen zu schließen wird auch immer intensiver. Und ihre Augenlider <u>werden</u> immer müder immer schwerer. Wie Blei so schwer <u>sind</u> die Augenlider schon. Müde, und schwer wie Blei.

1. Sobald die Person die Augen schließt, gehst du sofort darauf ein, z.B.
   Sehr gut machen sie es. Wie angenehm ist es doch, hinter den geschlossenen Augen zu entspannen".
   (Jetzt mit dem Text 4 vertiefen.)
2. Wenn die Person die Augen nach einiger Zeit noch immer nicht geschlossen hat, sagst du einfach nur:
   Erlauben sie sich, die Augen einfach zu schließen. Einfach zufallen lassen, geschehen lassen, dass die Augen sich schließen. Sehr gut machen sie es. Wie angenehm ist es doch, hinter den geschlossenen Augen zu entspannen.
   Lass es auf keinen Fall auf einen „Machtkampf" ankommen.
   Jetzt mit dem Text 4 vertiefen.

3. Sollte die Person die Augen nach einiger Zeit nicht geschlossen haben, führe den Kegel von der Stirn her über ihre Augen tiefer zum Hals hin. Die Person soll dem Kegel nur mit den Augen folgen. Da der Kegel immer tiefer sinkt, müssen sich, physiologisch bestimmt, die Augen schließen. Sage dabei:
Folgen sie, ohne den Kopf zu bewegen, nur mit ihren Augen dem Kegel. Und so, wie der Kegel jetzt tiefer sinkt, dürfen auch ihre Augen tiefer sinken. Dürfen sich schließen und geschlossen bleiben. Und wie angenehm ist es doch, hinter den geschlossenen Augen zu entspannen. **Jetzt mit dem Text 4 vertiefen.**

4. *Und wenn es für sie genau so richtig ist, können sie sicherlich besonders gut entspannen. Und dabei brauchen sie jetzt nichts tun. Einfach alles nur geschehen lassen, treiben lassen, in eine tiefe Entspannung sinken lassen. Wie auf einer breiten, sicheren Rolltreppe immer tiefer sinken lassen. Und mit jedem Atemzug, den sie tun, können sie bereits, jetzt oder gleich, fühlen, wie ihr Körper sich mehr und mehr entspannt. Wie von selbst entspannt sich ihr Körper. Mit jedem Atemzug ein wenig mehr. Und dabei brauchen sie nichts zu tun. Es geschieht ganz von allein. Meine Stimme begleitet sie die ganze Zeit. Und mit jedem Atemzug, den sie tun, und mit jedem Wort meiner Stimme sinken sie immer tiefer in ein angenehmes Gefühl der Entspannung. Vielleicht nehmen sie jetzt schon wahr, wie ihr Atem ruhiger und gleichmäßiger fließen kann. Ganz von allein, wie von selbst, gleiten sie immer tiefer in das angenehme Gefühl der Entspannung. Der angenehmen Schläfrigkeit und Müdigkeit. Diese Ruhe und Schläfrigkeit breitet sich jetzt in ihnen aus. Wie kleine ruhige Wellen sich ausbreiten auf einem ruhigen Teich,*

wenn sie ein kleines Steinchen hineinfallen lassen, sich ausbreiten nach allen Seiten, so breitet sich in ihnen dieses ruhige Gefühl der Entspannung aus. Und so, wie das Steinchen immer tiefer sinkt, sinken auch sie immer tiefer in ein wohliges Gefühl der Entspannung. Und dabei brauchen sie nichts zu tun. Es geschieht von ganz allein, wie von selbst. Meine Stimme begleitet sie dabei die ganze Zeit. Und alles, was meine Stimme sagt, nimmt ihr Unterbewusstsein mit Interesse und Achtsamkeit wahr, bewertet es auf ihre eigene Art und Weise, so wie es für sie richtig ist, und integriert es in ihr Denken, in ihr Fühlen, in ihr Handeln. Und alles geschieht so, wie sie es wollen. Und mit jedem Atemzug, den sie tun und mit jedem Wort meiner Stimme gleiten sie immer tiefer in eine angenehme, tiefe Entspannung. Genau so tief, wie es für sie richtig und gut ist. Und dabei brauchen sie nichts zu tun. Alles geschieht wie von selbst. So wie ihr Atem ruhiger und gleichmäßiger, wie von selbst fließt. Beim Aus- und Einatmen. Und vielleicht möchten sie zuerst fühlen, wie ihr Kopf entspannt. Wie er in der Unterlage sicher gehalten und geborgen ruhen kann. Lassen sie dieses ruhige Gefühl der Entspannung auch in ihre Schultern fließen. Die, wenn sie es wollen, ganz entspannt in die Unterlage sinken können. Diese Entspannung kann vom Kopf in die Schultern fließen. Wie ein Fluss, der aus der Quelle entspringt und zur Mündung fließt, fließt auch das Gefühl der Entspannung vom Kopf in die Schultern und dann auch in die Arme. Vielleicht erst ein Arm oder beide Arme jetzt schon. Alles kann geschehen. Und sie brauchen es nicht zu tun. Es geschieht von allein. Und ganz von allein fließt diese angenehme Welle der Entspannung vom Kopf in die Schultern und in die Arme hinein. In die Oberarme, in die Unterarme, in die Hände bis zu den Fingerspitzen. Und die Entspannung breitet sich in ihnen aus. Vom Kopf in die Schultern und in die Arme hinein.

In die Oberarme, in die Unterarme, in die Hände bis zu den Fingerspitzen. Und diese angenehme, wohltuende Welle der Entspannung fließt wie ein sanft dahintreibender Fluss vom Kopf in die Schultern und in die Arme hinein. In die Oberarme, in die Unterarme, in die Hände, bis zu den Fingerspitzen. Und fließt in den Oberkörper, den Unterkörper in beide Beine hinein. In die Oberschenkel, in die Unterschenkel in die Füße, bis zu den Zehenspitzen. Und sie brauchen es nicht zu wissen wie, ihr Unterbewusstsein weiß es. Und es ist auch egal und gleichgültig, wie sie jetzt in eine tiefe Entspannung sinken. Sie können es einfach nur geschehen lassen. Und vielleicht können sie jetzt schon diese guten Gefühle der Entspannung in ihrem Körper fühlen. Gefühle, die gut und richtig für sie sind. Und sich darauf einlassen, diese guten Gefühle intensiver und intensiver, mit jedem Atemzug, den sie tun, durch Ihr Körper-, Geist- und Seelesystem strömen zu lassen. Da tief in ihrem unbewussten ICH, wo sie immer mehr und mehr, immer angenehmer und angenehmer entspannen. Und dabei brauchen sie nichts tun. Ihr Unbewusstes tut es für sie.

Die Hypnose ist eingeleitet. Du kannst mit zielorientierten, therapeutischen Suggestionen fortfahren.

Bitte nutze hier die Möglichkeit auf dieser Seite deine eigenen Ideen einzubringen und die Suggestionen zu ergänzen oder anzupassen.

Meine eigenen Ideen

Werkzeug 31 Bewegte Augenfixation bei geöffneten Augen

Während z.B. beim Werkzeug 28 die Augen nur starr auf den ruhenden Kegel gerichtet sind, kannst du hier anregen, mit den Augen einem Objekt zu folgen. Das kann ein Finger sein, ein Stift oder eine Münze in deiner Hand oder etwas Anderes deiner Wahl. Nimm keinen Kegel oder Pendel, weil die Schwingung so schnell sein kann, dass die Augen nicht folgen können. Halte das Objekt 20 bis 30 Zentimeter vor die Augen der Patientin/Klientin und bewege das Objekt langsam hin und her. Dabei kannst du folgende Suggestionen geben.

Schauen sie ohne zu blinzeln dem ..... (Objekt benennen) nach. Folgen ihm einfach nur mit ihren Augen nach, ohne den Kopf zu bewegen. Hin und her, hin und her. Und während sie sich auf den .....(Objekt benennen) konzentrieren, kann schon sanft und leicht und fast unbemerkt ein Gefühl von Ruhe und Entspannung, mit jedem Atemzug, den sie tun, durch den Körper, den Geist und die Seele fließen. Und auf einer unbewussten Ebene in ihrem inneren ICH kann schon jetzt, oder beim nächsten Atemzug, ein wohliges Gefühl der Schwere in ihre Augenlider fließen. So angenehm schwer und müde. Und immer schwerer fällt es ihnen, dem .... (Objekt benennen) mit den Augen zu folgen. Immer stärker ist in ihnen der Wunsch, die Augen zu schließen und das wunderbare, wohlige Gefühl der Entspannung zu genießen. Und wie leicht wird es ihnen wohl fallen, beim nächsten Ausatmen, wenn sie wollen, die Augen zu schließen. Ganz von allein zufallen lassen.

Wenn die Augen geschlossen sind, kannst du die Entspannung sofort vertiefen.

Sie machen es sehr gut. Und während sie schon fühlen können, wie angenehm es ist, die Augen zu entspannen, kann sich dieses Gefühl der

Entspannung hinter den geschlossenen Augen in ihnen ausbreiten. Mehr und mehr können sie es sich erlauben, mit jedem Atemzug tiefer, angenehmer und wohliger zu entspannen. Aber auch nur so tief, wie es für sie richtig und gut ist. Immer tiefer zu entspannen."

Jetzt kannst du vertiefen. Eventuell durch Fraktionierung.

Bitte nutze hier die Möglichkeit auf dieser Seite deine eigenen Ideen einzubringen und die Suggestionen zu ergänzen oder anzupassen.
Meine eigenen Ideen

Werkzeug 32 Bewegte Augenfixation bei geschlossenen Augen

Diese Technik eignet sich sehr gut sowohl zur **Einleitung** als auch zur **Vertiefung**. Der Text muss nur angepasst werden.
Wenn du diese Technik anwenden willst, sage der Patientin/Klientin vorher, dass sie die Augen schließen soll, sobald sie ein Licht sieht. Sie soll dann nur dem Licht hinter den geschlossenen Augen folgen.
Wenn Du diese Technik zur Einleitung einer Hypnose nutzen möchtest, bittest Du die Patientin/Klientin, die Augen zu schließen.
Wenn Du diese Möglichkeit zu einer **Vertiefung** nutzen möchtest, hast Du die Hypnose mit deiner Lieblingseinleitung eingeleitet. Die Augen sind geschlossen.

Warnung: Nutze auf keinen Fall ein Laserlicht, z.B. einen Laserpointer oder einen Akupunktur-Laserstift!!!

Halte eine kleine Lichtquelle ca. 15 bis 30 cm über die geschlossenen Augen der Patientin/Klientin und bewege das Licht hin und her, wobei der Kegel des Lichtes bei jeder Schwingung über den äußeren Rand der Augen gehen sollte. Du könntest den folgenden Text als Anregung nutzen.

Und während ihre Augenlider wie in einem tiefen, erholsamen Schlaf geschlossen sind, können ihre Augen wie von selbst dem Licht folgen. Hin und her. Hin und her. Und das Licht kann tief, auf eine ganz besondere Ebene ihres Unbewussten, leuchten. Tief in ihrem Innern. Und ein besonders schönes, gutes, intensives Gefühl von Geborgenheit und Ruhe breitet sich in ihnen aus.

Wenn Du erkennst, dass die Augen dem Licht nicht mehr folgen, sagst du:

Und wenn die Augen dann zur Ruhe kommen, kann diese Ruhe sich in ihnen ausbreiten. Fließt in jede Zelle ihres Körpers, Ihres Geistes und ihrer Seele."

Jetzt kannst du durch Fraktionierung vertiefen oder zielorientierte, therapeutische Suggestionen geben.

Werkzeug 33   Fixation auf eine Kerzenflamme

Die meisten Menschen kennen sicherlich dieses Phänomen, dass die Flamme einer Kerze doppelt erscheint, wenn man lange genug ohne zu blinzeln und ganz starr in das Licht schaut. Die Muskeln der Augen ermüden. Das Bild der Flamme verschiebt sich. Mit deinen Suggestionen verstärkst du die Wahrnehmung der doppelten Flamme. Die Patientin gibt dir ein Yes-Set.
Gerade Menschen, die spirituell veranlagt sind, gelangen mit dieser Technik sehr schnell in eine tiefe Hypnose.

Schauen sie bitte nur in dieses warme, angenehme Leuchten der Kerze. Lassen sie das Licht tief in sich wirken. Und ich weiß nicht, wie tief sie sich erlauben, das Licht in sich wirken zu lassen. Auf jeden Fall nur so tief, wie es für sie richtig und gut ist. Lassen sie Ihren Blick ohne zu blinzeln in dem Licht der Kerze ruhen. Vielleicht können sie es sich auch erlauben, Ihre Gedanken mit dem feinen Rauch der Kerzenflamme ziehen zu lassen. Einfach die Gedanken loslassen. Lassen sie ihre Gedanken sich selber denken, während ihre Augen schon beginnen, immer müder und schwerer zu werden. Immer müder, immer schwerer. Und wie auf eine magische Art verschiebt sich die Flamme der Kerze. Fließt ineinander und trennt sich wieder. Erscheint Ihnen verschwommen und doppelt. Oder auf ihre eigene Weise irgendwie verändert. Und in ihren Augen beginnt es zu brennen. Das Brennen ihrer Augen wird immer intensiver. Und der Wunsch, die Augen zu schließen, wird auch immer intensiver. Und ihre Augenlider <u>werden</u> immer müder, immer schwerer. Wie Blei so schwer <u>sind</u> die Augenlider schon. Müde, und schwer wie Blei. Und das wärmende Licht der Kerzenflamme scheint sie irgendwie, auf eine ganz besondere Art, die nur sie kennen, einzuhüllen in ein wohliges Gefühl der Entspannung.

Und sie erlauben sich, die Augen einfach zu schließen. Einfach zufallen lassen, geschehen lassen, dass die Augen sich schließen. Und wie angenehm ist es doch, hinter den geschlossenen Augen zu entspannen. Und wenn es für sie genau so richtig ist, können sie sicherlich besonders gut entspannen. Und dabei brauchen sie jetzt nichts zu tun. Einfach alles nur geschehen lassen, treiben lassen, in eine tiefe Entspannung sinken lassen. Wie auf einer breiten, sicheren Rolltreppe immer tiefer sinken lassen. Und mit jedem Atemzug, den sie tun, können sie bereits, jetzt oder gleich, fühlen, wie ihr Körper sich mehr und mehr entspannt. Wie von selbst entspannt sich ihr Körper. Mit jedem Atemzug ein wenig mehr. Und dabei brauchen sie nichts tun. Es geschieht ganz von allein. Meine Stimme begleitet sie die ganze Zeit. Und mit jedem Atemzug, den sie tun, und mit jedem Wort meiner Stimme sinken sie immer tiefer in ein angenehmes Gefühl der Entspannung. Vielleicht nehmen sie jetzt schon wahr, wie ihr Atem ruhiger und gleichmäßiger fließen kann. Ganz von allein, wie von selbst gleiten sie immer tiefer in das angenehme Gefühl der Entspannung. Der angenehmen Schläfrigkeit und Müdigkeit. Diese Ruhe und Schläfrigkeit breitet sich jetzt in ihnen aus. Wie kleine ruhige Wellen sich ausbreiten auf einem ruhigen Teich, wenn sie ein kleines Steinchen hineinfallen lassen, sich ausbreiten nach allen Seiten, so breitet sich in ihnen dieses ruhige Gefühl der Entspannung aus. Und so, wie das Steinchen immer tiefer sinkt, sinken auch sie immer tiefer in ein wohliges Gefühl der Entspannung. Und dabei brauchen sie nichts zu tun. Es geschieht von ganz allein, wie von selbst. Meine Stimme begleitet sie dabei die ganze Zeit. Und alles, was meine Stimme sagt, jedes Wort, jeden Satz und jede Bedeutung nimmt ihr Unterbewusstsein mit Interesse und Achtsamkeit wahr, bewertet es auf ihre eigene Art und Weise, so wie es für Sie richtig ist, und integriert es in ihr Denken, in ihr Fühlen, in ihr Handeln. Und alles geschieht so, wie sie es wollen. Und mit jedem Atemzug, den sie tun, und mit jedem Wort meiner Stimme gleiten sie immer tiefer in eine angenehme, tiefe Entspannung.

Genau so tief, wie es für sie richtig und gut ist. Und dabei brauchen sie nichts zu tun. Alles geschieht wie von selbst. So wie ihr Atem ruhiger und gleichmäßiger, wie von selbst fließt. Beim Aus- und Einatmen.

Und vielleicht möchten sie zuerst fühlen, wie ihr Kopf entspannt. Wie er in der Unterlage sicher gehalten und geborgen ruhen kann. Lassen sie dieses ruhige Gefühl der Entspannung auch in ihre Schultern fließen. Die, wenn sie es wollen, ganz entspannt in die Unterlage sinken können. Diese Entspannung kann vom Kopf in die Schultern fließen. Wie ein Fluss, der aus der Quelle entspringt und zur Mündung fließt, fließt auch das Gefühl der Entspannung vom Kopf in die Schultern und dann auch in die Arme. Vielleicht erst ein Arm oder beide Arme jetzt schon. Alles kann geschehen. Und sie brauchen es nicht zu tun. Es geschieht von allein. Und ganz von allein fließt diese angenehme Welle der Entspannung vom Kopf in die Schultern und in die Arme hinein. In die Oberarme, in die Unterarme, in die Hände, bis zu den Fingerspitzen. Und die Entspannung breitet sich in ihnen aus. Vom Kopf in die Schultern und in die Arme hinein. In die Oberarme, in die Unterarme, in die Hände, bis zu den Fingerspitzen.

Und diese angenehme, wohltuende Welle der Entspannung fließt wie ein sanft dahintreibender Fluss vom Kopf in die Schultern und in die Arme hinein. In die Oberarme, in die Unterarme, in die Hände, bis zu den Fingerspitzen. Und fließt in den Oberkörper, den Unterkörper in beide Beine hinein. In die Oberschenkel, in die Unterschenkel in die Füße, bis zu den Zehenspitzen. Und sie brauchen es nicht zu wissen wie, Ihr Unterbewusstsein weiß es. Und es ist auch egal und gleichgültig, wie sie jetzt in eine tiefe Entspannung sinken. Sie können es einfach nur geschehen lassen. Und vielleicht können sie jetzt schon diese guten Gefühle der Entspannung in Ihrem Körper fühlen. Gefühle, die gut und richtig für sie sind. Und sich darauf einlassen, diese guten Gefühle intensiver und intensiver, mit jedem Atemzug, den sie tun, durch ihr Körper-, Geist- und Seelesystem strömen zu lassen.

Da tief in ihrem unbewussten Ich, wo sie immer mehr und mehr, immer angenehmer und angenehmer entspannen. Und dabei brauchen sie nichts zu tun. Ihr Unbewusstes tut es für sie.

Jetzt kannst du nach deinem Gefühl weiter vertiefen oder in den zielorientierten Verarbeitungsprozess gehen.

Bitte nutze hier die Möglichkeit auf dieser Seite deine eigenen Ideen einzubringen und die Suggestionen zu ergänzen oder anzupassen.

Meine eigenen Ideen

Werkzeug 34 Farbtafel

Eine schöne, erfolgreiche Variation einer aktiven Hypnoseeinleitung ist die mit einer Farbtafel.
Es gibt verschiedene Farbtafeln, die für die Hypnoseeinleitung geeignet sind. Allen gemeinsam ist, dass bei längerem Hinsehen (ca. 30 bis 60 Sekunden) die Farbrezeptoren der Augen ermüden. Dadurch erscheint ein klares Bild einer Komplementärfarbe, also einer Farbe, die sich im Farbenkreis gegenüber der Grundfarbe befindet. Wenn du als Grundfarbe Orange wählst, erscheint als Komplementärfarbe Blau. Bei der Grundfarbe Magentarot erscheint Normal Grün, und bei der Grundfarbe Gelb zeigt sich Violett.
Wenn du die Hypnose mit einer Farbtafel einleiten möchtest, solltest du sie als „Hypnosetafel" bezeichnen. Du kannst diese Hypnosetafel selber herstellen. Nimm ein DIN-A5-Blatt und unterteile es senkrecht in zwei gleich große Felder. In der Mitte lässt du einen schmalen Streifen von ca. 3 – 5 mm. Die Felder füllst du jetzt mit den Kontrastfarben.

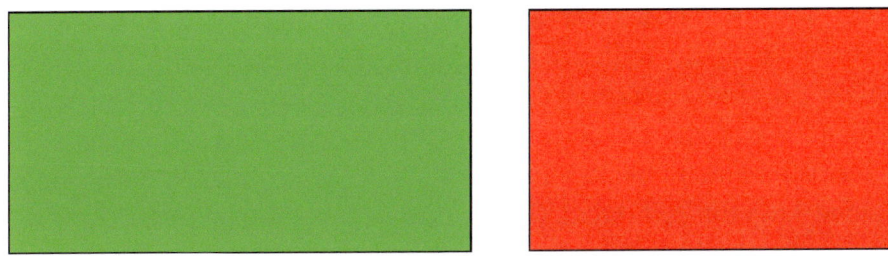

Deine Klientin sitzt oder liegt und hält die Karte in passender Entfernung vor Ihre Augen. Dann sprichst Du Ihr die folgenden Suggestionen vor:

Bitte schauen sie ohne zu blinzeln nur auf den weißen Trennungsstrich zwischen den Farben Grün und Rot. Ganz konzentriert schauen sie ohne zu blinzeln nur auf den weißen Trennungsstrich zwischen den Farben Grün und Rot. Und sie bemerken sehr bald schon, dass der Strich in der Mitte sich verändert und intensiv die Farben der Felder annimmt. So, als würde ein dritter Farbstreifen in der Mitte mit den Farben Rot und Grün erscheinen. Und ihre Augen werden immer müder, immer müder dabei. Und der Streifen in der Mitte scheint sich vielfach zu verändern. Und sobald sie ihre Augen schließen, spüren sie eine angenehme Entspannung, sie sind ganz locker und angenehm schwer. Und sie spüren die Schwere in ihren Armen, die immer tiefer sinken wollen. Und ihre Arme werden schwerer und schwerer und sinken wie von allein immer tiefer und tiefer. Je tiefer die Arme sinken, desto schwerer sind ihre Arme. Und wenn ihre Arme die Unterlage (oder den Oberschenkel) erreichen und sich entspannen können, kann dieses angenehme Gefühl ihrer Entspannung durch den ganzen Körper strömen. Und der ganze Körper fühlt sich entspannt und locker. Vollkommen entspannt.

Jetzt nimmst du deiner Klientin die Hypnosekarte aus der Hand und vertiefst die Trance verbal oder mit einer Fraktionierung. Es ist auch in Ordnung, wenn sie die Karte in der Hand behält.

Unten findest du eine andere Hypnosekarte. Vielleicht findest du heraus, was geschieht, wenn du ca. 20 – 30 Sekunden starr auf den schwarzen Punkt in der roten Fläche blickst und dann auf den schwarzen Punkt in der grünen Fläche. Lass dir Zeit dabei. Oder schau ca. 20 – 30 Sekunden lang auf einen imaginären Punkt zwischen den zwei Farben. Experimentiere auch mit anderen Phänomenen die entstehen, und entwirf selber eine Hypnoseeinleitung.

Die o. a. Anleitung kann dir dabei helfen.

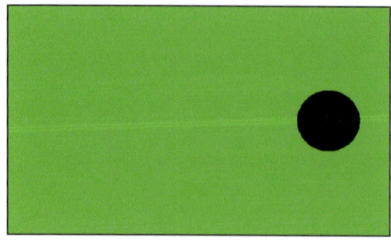 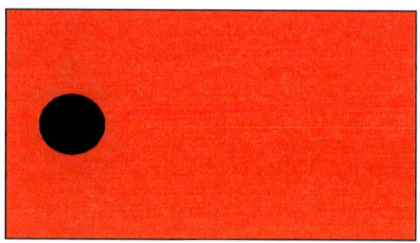

Bitte nutze hier die Möglichkeit auf dieser Seite deine eigenen Ideen einzubringen und die Suggestionen zu ergänzen oder anzupassen.
Meine eigenen Ideen

Werkzeug 35   Hypnosekarte

Eine elegante Methode, eine Hypnose einzuleiten, ist eine sogenannte „Hypnosekarte".
Es gibt viele verschiedene Möglichkeiten, die Hypnosekarte zu gestalten.
Die beiden Abbildungen haben wir bei Google unter: „ClipArt gefunden".
Einige Therapeuten geben die „Hypnosekarte" der Patientin in die Hand, so wie wir es im Werkzeug 34, Farbtafel, beschreiben.
Andere Therapeuten befestigen das Bild an einer Wand, so dass die Patientin sitzend oder im Liegen die „Hypnosekarte" sehen kann. Die Karte kann fest und starr sein oder sich drehen. (Mit Fischer Technik oder Lego kannst du dir selber eine sich drehende „Hypnosekarte" basteln.)
Sinn der Karte ist es, dass die Patientin sich auf die Mitte der Graphik konzentriert. Dabei gibst du Suggestionen.
Während sie ohne zu blinzeln nur auf die „Hypnosespirale" sehen, wird sie sich verändern. Vielleicht können sie jetzt oder bald schon bemerken, wie die Spirale sich langsam oder schneller zu drehen beginnt, zu rotieren. Dabei kann es sein, dass die Mitte der Hypnosespirale immer weiter zurück gleitet, wie auch sie immer tiefer in ein angenehmes Gefühl der Ruhe gleiten. Oder wollen sie, dass der Mittelpunkt sich mehr und mehr nach vorne bewegt? Alles ist möglich und richtig. Alles darf sein. Und es darf auch sein, dass sie das Bedürfnis haben, die Augen zu schließen. Und oft ist es so, dass hinter den geschlossenen Augen die Spirale sich weiter drehen kann und innere Ruhe eintreten darf. Alles darf sein und ist richtig. Und wenn es für sie richtig ist, schließen sie einfach die Augen.
Die Patientin hat die Augen geschlossen. Du kannst die Hypnose vertiefen.

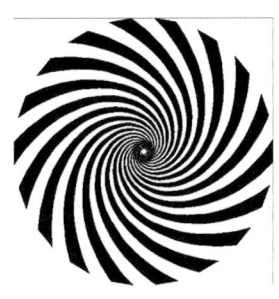 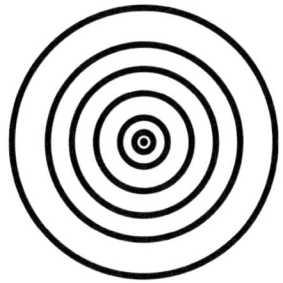

Bitte nutze hier die Möglichkeit auf dieser Seite deine eigenen Ideen einzubringen und die Suggestionen zu ergänzen oder anzupassen.

<u>Meine eigenen Ideen</u>

Werkzeug 36 Einleitung mit dem Atem

Hier gebe ich dir eine schnelle und effektive Einleitung, die du anwenden kannst, wenn die Patientin/Klientin Ihre Augen bereits geschlossen hat. Wie so viele Einleitungstechniken kannst du diese Methode auch zur Vertiefung anwenden. Du sagst zum Beispiel:

Legen sie sich ganz bequem hin. Machen es sich ganz bequem. Schließen einfach ihre Augen. Hinter den geschlossenen Augen fällt es leichter, sich auf sich selbst zu konzentrieren.
Atmen sie tief aus und ein. Und mit jedem Atemzug werden sie sich immer mehr und mehr entspannen können. Immer wenn sie ausatmen, werden sie tiefer entspannen.
Atmen sie aus und entspannen sie dabei ihren Kopf. Ich kann es nicht für sie tun, also tun sie es für sich.
Lass dir etwas Zeit. Die Patientin muss die Entspannung realisieren.
Atmen sie aus und entspannen sie dabei ihren Nacken, ihren Hals. Ich kann es nicht für sie tun, also tun sie es für sich.
Lass dir etwas Zeit. Die Patientin muss die Entspannung realisieren.
Atmen sie aus und entspannen sie dabei ihre Schultern. Ich kann es nicht für sie tun, also tun sie es für sich.
Lass dir etwas Zeit. Die Patientin muss die Entspannung realisieren.
Atmen sie aus und entspannen sie dabei ihre Arme und Hände. Ich kann es nicht für sie tun, also tun sie es für sich.
Lass dir etwas Zeit. Die Patientin muss die Entspannung realisieren.
Atmen sie aus und entspannen sie dabei ihre Brust, ihren Bauch. Ich kann es nicht für sie tun, also tun sie es für sich.
Lass dir etwas Zeit. Die Patientin muss die Entspannung realisieren.
Atmen sie aus und entspannen sie dabei ihre Beine, ihre Füße. Ich kann es nicht für sie tun, also tun sie es für sich.
Lass dir etwas Zeit. Die Patientin muss die Entspannung realisieren.

Atmen sie aus und entspannen sie dabei ihren ganzen Körper. Ich kann es nicht für sie tun, also tun sie es für sich.
Lass dir etwas Zeit. Die Patientin muss die Entspannung realisieren.
Konzentrieren sie sich jetzt nur noch auf meine Stimme. Meine Stimme begleitet sie bei der Entspannung jetzt und auch überall hin.
Und langsam sinken sie mit ihrem eigenen Rhythmus immer tiefer in ein wunderschönes Gefühl der tiefen Entspannung. Immer tiefer und wohliger lassen sie sich sinken, entspannen immer tiefer und tiefer.
Jetzt kannst du mit einer Fraktionierung die Entspannung vertiefen.

Bitte nutze hier die Möglichkeit auf dieser Seite deine eigenen Ideen einzubringen und die Suggestionen zu ergänzen oder anzupassen.

Meine eigenen Ideen

Einleitung mit „Posthypnotischer Suggestion"

Wenn es um Hypnoseeinleitungstechniken geht, drängt sich leicht der Gedanke auf, dass du bei jeder Einleitung eine vollständige Einleitungsmethode anwenden musst. Das ist jedoch nicht erforderlich, wenn du gleich bei der ersten Hypnosesitzung eine „Posthypnotische Suggestion" zur Induktion aller folgenden Hypnosen gibst. Eine „Posthypnotische Suggestion" ist eine Suggestion, die du in der Hypnose gibst, die aber erst wirksam wird, wenn die Hypnose ausgeleitet ist. Zur Verwirklichung der gegebenen Suggestion musst du der Patientin/Klientin einen Auslöser (Anker) geben, der immer dann wirksam wird, wenn der Anker ausgelöst wird. Wenn die Patientin/Klientin zur nächsten Hypnosesitzung kommt, brauchst du nur den Anker auslösen, damit sie in eine angenehme Trance sinken kann. Wir erklären der Patientin/Klientin den Anker an einem Beispiel:

Sie fahren mit ihrer Familie im Auto. Sie unterhalten sich angeregt und wenden ihre Aufmerksamkeit dem Gespräch zu. Sie fahren an eine Ampel heran, die noch grün ist. Plötzlich schlägt die Ampel auf gelb. Sie bleiben bewusst bei dem Gespräch, aber sie werden unbewusst kuppeln, schalten und bremsen. Das gelbe Licht der Ampel war der Auslöser dafür, dass dieses konditionierte Verhalten unbewusst abgelaufen ist. Das ist doch richtig? (Hiermit hast Du wieder ein Yes-Set bekommen).
Ich würde ihnen gerne einen solchen Anker geben, damit sie bei der nächsten Hypnose schneller und leichter eine tiefe, angenehme Trance erleben können. Ist das für sie in Ordnung?
 (Jetzt gibt sie dir noch ein Yes-Set).
Dann kannst du der Patientin/Klientin den Anker erklären. Wir geben dir aus den zahllosen Möglichkeiten einige Anregungen für den Anker. Bitte finde du dein eigenes Werkzeug. Lass deiner Phantasie freien Lauf dabei.
Wichtig ist, dass Du die „Posthypnotische Suggestion" mehrmals gibst.

Mindestens aber drei Mal. Eine sehr gute Möglichkeit, die „Posthypnotischen Suggestionen" zu installieren ist, sie in die Ausleitung einzufügen.

Im Kapitel I, „Hypnotische Sprachmuster" haben wir dir schon zwei Anregungen gegeben. Da findest du mehr.

Bitte nutze hier die Möglichkeit auf dieser Seite deine eigenen Ideen einzubringen und die Suggestionen zu ergänzen oder anzupassen.
Meine eigenen Ideen

Werkzeug 37 Posthypnotische Suggestion Anregung 1:

Wir empfehlen dir Anregung 1:
Du gibst während der ersten Hypnose bei der Ausleitung mehrmals folgende Suggestion:
Immer wenn ich sie in eine Hypnose begleiten darf, muss ich ihnen sagen, wie ich die Hypnose einleite. Wenn ich es gesagt habe und dann auch so tue, sinken sie augenblicklich in eine tiefe, angenehme Trance. Je öfter ich sie in eine Hypnose führe, desto schneller und tiefer gleiten sie in eine tiefe, tiefe Trance.
Du hast die Hypnose ausgeleitet. Teste gleich, ob deine „Posthypnotische Suggestion" wirkt. Sage ihr zum Beispiel:
Ich leite gleich die nächste Hypnose ein. Dabei nehme ich ihren rechten Arm und hebe ihn an. Und so, wie ich den Arm dann tiefer führe, lassen sie ihre Augenlider tiefer sinken und gehen tiefer in eine angenehme Trance. Dann teste es, dass es funktioniert. Wenn sie die Augen geschlossen hat, sagst du: *Sie machen es sehr gut. Aber es geht noch besser, denn alles was wir Menschen tun, funktioniert immer besser, je öfter wir es tun. Deshalb hebe ich gleich wieder ihren Arm. Dabei öffnen sie ihre Augen, während sie die Entspannung verdoppeln. Wenn ich dann den Arm wieder tiefer führe, schließen sie die Augen und verdoppeln ihre Trance. Und jedes Mal, wenn wir diese Einleitung machen, gleiten sSie schneller und tiefer in eine wohlige, angenehme Trance.*
Dann führe diese Einleitung mit dem Anker „Arm heben und senken" mehrmals durch. Damit fraktionierst du die Hypnose. Du wirst feststellen, dass deine Patientin/Klientin von Mal zu Mal tiefer entspannen wird. Zum Schluss mache eine intensive Ausleitung.
Wenn die Patientin/Klientin dann zur nächsten Sitzung kommt, kannst du die Hypnose sehr schnell und tief mit diesem Anker einleiten.
Wir geben dir im Folgenden noch weitere Anregungen um einen Anker zu installieren.

Werkzeug 38 Posthypnotische Suggestion Anregung 2:

Vergleiche Werkzeug 23, Handfixation I.
Du hast die Hypnose durchgeführt. Bevor du die Ausleitung machst, installierst du die „Posthypnotische Suggestion"
Bitte öffnen sie Ihre Augen.
Du nimmst ihre Hand und führst sie mit deiner rechten Hand ca. 20 bis 30 Zentimeter über ihre Augen. Mit einem Finger deiner linken Hand zeigst du in die Handfläche der Person. Du bittest sie, sich da einen Punkt mit ihrer Lieblingsfarbe (z.B. grün) vorzustellen und ohne zu blinzeln diesen Punkt zu fixieren.
Schauen sie bitte ohne zu blinzeln nur auf diesen Punkt in ihrer Hand. Stellen sie sich dabei den Punkt in ihrer Lieblingsfarbe grün vor. Und sie brauchen den Punkt nicht grün zu sehen. Es reicht, wenn sie ihn sich grün vorstellen können.
Jetzt führe ihre Hand etwas höher zur Stirn hin. Sie soll, ohne den Kopf zu bewegen, diesem Punkt nur mit den Augen folgen, so dass sie nach oben sehen muss, bis sich ihre Augenbrauen etwas heben.
Schauen sie dem grünen Punkt nur mit ihren Augen nach, ohne den Kopf zu bewegen. Während sie auf Ihren grünen Punkt schauen, kann sich ganz leicht ihre Hand senken, während ihre Augen immer müder werden. Wenn ihre Hand die Stirn berührt, schließen sie Ihre Augen und verdoppeln ihre Entspannung.
Immer wenn ich sie in eine Hypnose begleiten darf, brauchen sie nur auf den grünen Punkt in ihrer Hand zu achten. So wie ihr Arm dann sinkt, sinken ihre Augenlider zu und sie sinken in eine angenehme, wohlige Entspannung. Jedes Mal, wenn sie dann wieder eine Hypnose machen, brauchen sie nur auf den grünen Punkt in ihrer Hand zu schauen. Dann sinken sie schneller und tiefer in eine angenehme, tiefe Hypnose.
Wende diese Technik mehrmals an, bevor du sie aus der Hypnose führst. Leite bei der nächsten Hypnosesitzung mit dieser Methode die Trance ein.

Werkzeug 39 Posthypnotische Suggestion Anregung 3:

Du hast die Hypnose durchgeführt. Bevor du die Ausleitung machst, installierst du die „Posthypnotische Suggestion" mit folgender Fraktionierung:
Ich werde sie in wenigen Augenblicken bitten, ihre Augen zu öffnen. Dann sehen sie meine Hand über ihren Augen. Und so wie meine Hand von ihrer Stirn tiefer über ihre Augen sinkt, sinken ihre Augenlider tiefer, schließen sich und sie gleiten in eine tiefe, angenehme Trance. Und jedes Mal, wenn ich meine Hand von ihrer Stirn tiefer über ihre Augen führe, gleiten sie sofort wieder in eine tiefe, angenehme Trance.
Diese Formel solltest du mindestens drei Mal wiederholen.
Halte deine Hand über ihre Stirn.
Bitte öffnen sie ihre Augen.
Führe deine Hand langsam tiefer über ihre Augen. Beobachte dabei, dass sich ihre Augen schließen.
Schließen Sie ihre Augen und verdoppeln sie diesen wunderbaren Zustand der Entspannung.
Führe diese Möglichkeit mehrmals durch und mache dann die Ausleitung.

Werkzeug 40 Posthypnotische Suggestion Anregung 4:

Diese Anregung ist beinahe so wie die Anregung 3, jedoch beziehst du hier den Atem der Patientin/Klientin mit ein.
Du hast die Hypnose durchgeführt. Bevor du die Ausleitung machst, installierst du die „Posthypnotische Suggestion" mit der Fraktionierung:
Ich werde sie in wenigen Augenblicken bitten, ihre Augen zu öffnen. Dann sehen sie meine Hand über ihren Augen. Und so, wie meine Hand von ihrer Stirn tiefer über ihre Augen sinkt, sinken ihre Augenlider tiefer, schließen sich und sie gleiten in eine tiefe, angenehme Trance".
Halte deine Hand über ihre Stirn.
Bitte öffnen sie ihre Augen und sehen sie auf meine Hand. Atmen sie tief ein und halten sie den Atem an. Anhalten, anhalten.
Dabei beobachtest du den Atem der Patientin/Klientin. Dann sagst du:
Ausatmen und die Augen schließen.
Dabei führst du deine Hand tiefer. Die Patientin/Klientin schließt die Augen. Wenn sie die Augen geschlossen hat, sagst du:
„Sie machen es sehr gut. Aber es geht noch besser, denn alles, was wir Menschen tun, funktioniert immer besser, je öfter wir es tun.
Halte wieder deine Hand über ihre Augen.
Deshalb öffnen sie jetzt ihre Augen, während sie die Entspannung verdoppeln. Sehen sie auf meine Hand. Atmen sie tief ein und halten sie den Atem an. Anhalten, anhalten.
Dabei beobachtest du den Atem der Patientin/Klientin. Dann sagst du:
Ausatmen und die Augen schließen.
Diese Technik führe mindestens drei Mal durch, bevor du sie aus der Hypnose leitest.

Werkzeug 41 Posthypnotische Suggestion Anregung 5:

Die Hand auf die Schulter legen und die Suggestion:
Augen zu, schlaf.
ist eine sehr interessante Variante der Hypnoseeinleitung mit einer „Posthypnotischen Suggestion".

Die Patientin/Klientin ist in einer tiefen Trance.
„Ich werde sie gleich bitten, ihre Augen zu öffnen. Dabei vertieft sich ihre Entspannung. Wenn ich dann meine Hand auf ihre rechte Schulter lege und sage: „Augen zu, schlaf" schließen sie ihre Augen und verdoppeln ihre Trance. Und jedes Mal, wenn ich meine Hand auf ihre rechte Schulter lege und „Augen zu, schlaf" sage, gehen sie immer wieder in eine tiefe Trance. Je öfter wir das machen, desto tiefer lassen sie sich in ein angenehmes, wohliges Gefühl der Entspannung sinken. Bitte öffnen sie Ihre Augen und verdoppeln sie Ihre Trance.
Jetzt legst du deine Hand auf ihre Schulter und sagst:
Augen zu, schlaf.
Ihre Augen schließen sich. Du führst diese sehr erfolgreiche Variante mehrmals durch. Dann kannst du die Ausleitung machen. Bei der nächsten Hypnosesitzung wirst du erstaunt sein, wie schnell deine Patientin/Klientin mit dieser Blitzeinleitung in einer sehr tiefen Hypnose ist.

Bitte nutze hier die Möglichkeit auf dieser Seite deine eigenen Ideen einzubringen und die Suggestionen zu ergänzen oder anzupassen.

<u>Meine eigenen Ideen</u>

Kapitel VI   Passive, verbale Hypnoseeinleitungen

Die leichteste Art Hypnosen einzuleiten, ist eine verbale Einleitung.
Du bittest die Patientin, es sich in deinem Hypnosesessel oder auf deiner Hypnoseliege bequem zu machen und **die Augen zu schließen**.
Dann bittest du die Patientin ein paar Mal tief ein- und auszuatmen.
Es ist dabei völlig gleich, ob die Patientin einfach den Atem fließen lässt:
Atmen sie ein paar Mal tief ein und aus. Lassen sie den Atem einfach fließen.
Oder ob du ihr eine Vorgabe machst, z.B.:
Atmen sie fünf Mal tief ein und aus. Dabei zählen sie beim Einatmen bis fünf. Halten den Atem an und zählen bis drei. Dann atmen sie aus und zählen dabei bis fünf. Halten den Atem an und zählen wieder bis drei. So atmen sie fünf Mal.
Es gibt sehr viele Variationen von Atemübungen. Sicherlich kennst du schon einige und hast eventuell eine für dich geeignete gefunden.
Es ist wichtig, bei den Einleitungen oder Vertiefungen mit dem Atem, auf den Atemfluss zu achten. Die meisten Menschen nutzen die Brustatmung. Das heißt, dass sich der Brustkorb beim Ausatmen senkt, wie bei einem Luftballon, aus dem du die Luft ausfließen lässt. Beim Einatmen dehnt sich der Brustkorb. Wie bei einem Luftballon, den du gerade aufbläst. Passe dich dem Atemfluss an.
Wenn die Patientin/Klientin in der Entspannung ist, kann, muss aber nicht, die Bauchatmung eintreten. Dabei hebt sich der Bauch beim Einatmen. Beim Ausatmen senkt sich der Bauch. Wenn du die Bauchatmung feststellst, kann das ein Indiz dafür sein, dass die Patientin/Klientin entspannt ist.
Jetzt beginnst du eine verbale Einleitung. Lass dir Zeit dabei. Wiederhole deine Worte öfter. Wiederholungen sind wichtig für eine Entspannung.

Werkzeug 42   Verbale strategische Hypnose

In dieser verbalen Hypnoseeinleitung ist mit dem Setzen eines Ankers (Faust bilden) gleichzeitig die Strategie verbunden, die Patientin/Klientin auf die Möglichkeit einer Selbsthypnose vorzubereiten.

Machen sie es sich ganz bequem. Wenn sie mögen, schließen sie jetzt, oder wann sie es wollen, ihre Augen. Es ist angenehmer, sich hinter den geschlossenen Augen zu entspannen.
Die Patientin/Klientin schließt die Augen.
Sie machen es sehr gut und lassen sich in eine tiefe, angenehme Entspannung sinken. Und ich weiß nicht, wie tief sie heute entspannen wollen. Lassen sie Ihren Körper und Ihren Geist so tief entspannen, wie es für sie richtig und gut ist. Mit jedem Atemzug, den sie tun und mit jedem Wort meiner Stimme, mit jedem Satz meiner Stimme und mit jeder Bedeutung meiner Stimme gleiten sie sanft immer tiefer in eine wunderbare Trance. Ich möchte für sie, dass sie in einen noch intensiveren Zustand der Entspannung sinken. Dazu zähle ich gleich von sechs bis null rückwärts. Und so, wie ich die Zahlen tiefer zähle, lassen sie sich, und ich kann es nicht für sie tun, also tun sie es für sich, immer tiefer entspannen.

Sechs.	Atmen sie tief ein und aus und entspannen doppelt so tief.
Fünf.	Immer, wenn sie ausatmen, lassen sie sich tiefer in die Unterlage, auf der sie ruhen, und in ihre angenehmste Entspannung sinken.
Vier.	Die Tiefe der Entspannung verdoppelt sich.
Drei.	Mit jeder Vertiefung der Trance verdoppelt sich auch ihr Wohlbefinden.
Zwei.	Die Tiefe ihrer Entspannung hat sich in ihrem Körper-, Geist- und Seelesystem verdoppelt.
Eins.	sie fühlen sich wunderbar entspannt. So, wie sie es sich wünschen.

Null. Sie haben die Tiefe der Entspannung erreicht, die für sie heute richtig und gut ist.

Bitte bilden sie jetzt mit einer oder mit beiden Händen eine Faust und sagen sie sich selbst dabei:
„Ich nehme mein Leben in meine eigene Hand."
Und jedes Mal, wenn sie ihre Faust bilden und sich selber sagen:
„Ich nehme mein Leben in meine eigene Hand."
fühlen sie sofort diese angenehme wohlige Tiefe der Entspannung. Und immer, wenn sie Ihre Faust bilden, vertieft sich das wohlige Gefühl tiefer Entspannung.
Bitte öffnen sie Ihre Faust, lassen sie alle negativen Energien aus Ihrer Hand fließen und werden dabei immer wacher und wacher. Wenn sie ihre Faust ganz geöffnet haben, sind sie total wach und frisch.
Und immer, wenn sie Ihre Faust bilden und sich selber sagen:
„Ich nehme mein Leben in meine eigene Hand" gehen sie in eine wohlige Entspannung. Und immer, wenn sie die Faust wieder öffnen, lassen sie alle negativen Energien aus ihrer Hand fließen und sind vollkommen wach und frisch.

Diese Suggestionen musst du mehrmals geben und dann von der Patientin/Klientin in der Hypnose üben lassen. Wenn sie dabei ein gutes Gefühl hat, und es ihr gelingt, noch tiefer zu entspannen, holst du sie aus der Hypnose heraus. Um zu prüfen, ob die Patientin/Klientin die Übung beherrscht, kannst du es jetzt im Wachzustand mit ihr üben. Dann soll sie diese Übung Zuhause weiter üben.
Ich sage auch gerne:

Lassen sie ihren Atem einfach fließen, beim ein und -ausatmen.

Sie brauchen nichts dabei tun, ihr Atem atmet sich von selbst.

Lassen sie ihren Atem sich selber atmen, ganz von allein.

Werkzeug 43 Die Acht Stufen-Einleitung

Die Patientin/Klientin hat es sich in deinem Hypnosesessel oder auf deiner Hypnoseliege bequem gemacht. Dann bittest du die Patientin, ein paar Mal tief ein- und auszuatmen. Dann sagst du:

Schließen sie einfach Ihre Augen, um sich ganz auf sich selbst zu konzentrieren. (Warte 10 – 15 Sekunden.) Und ich kann es nicht für sie tun, tun sie es selbst.
Ich werde sie gleich in ihrer Vorstellung eine Treppe mit acht Stufen hinunterführen. Jedes Mal, wenn ich sie eine Stufe tiefer führe, atmen sie tief aus und lassen ihren Körper bewusst tiefer in die Unterlage sinken. Und mit jedem Atemzug werden sie sich immer mehr und mehr entspannen. Immer, wenn sie eine Stufe tiefer gehen, werden sie tiefer entspannen. Und ich kann es nicht für sie tun, tun sie es selbst.
Sie gehen von der Acht auf die Sieben, atmen aus und entspannen ihren Kopf. Lassen sie ihren Kopf tiefer in die Unterlage sinken, die sie hält und stützt. Entspannen sie doppelt so tief. Und ich kann es nicht für sie tun, tun sie es selbst.
Sie gehen tiefer von der Sieben auf die Sechs, atmen aus und entspannen ihren Nacken, ihren Hals. Sie gehen auf die Sechs, atmen aus und entspannen ihren Nacken und den Hals. Lassen sSie sich tiefer in die Unterlage sinken, die sie hält und stützt. Verdoppeln ihre Entspannung. Und ich kann es nicht für sie tun, tun sie es selbst.
Sie gehen tiefer von der Sechs auf die Fünf, atmen aus und entspannen ihre Schultern. Lassen sie ihre Schultern, immer wenn sie ausatmen, tiefer in die Unterlage sinken, die sie hält und stützt. Lassen sie ihre Schultern tiefer in die Unterlage sinken, die sie hält und stützt. Entspannen sie doppelt so tief. Und ich kann es nicht für sie tun, tun sie es selbst.

Sie gehen tiefer von der Fünf auf die Vier, atmen aus und entspannen ihre Arme, ihre Hände. Lassen sie ihre Arme und Hände, immer wenn sie ausatmen, tiefer in die Unterlage sinken, die sie hält und stützt. Lassen sie Ihre Arme und Hände tiefer in die Unterlage sinken, die sie hält und stützt. Verdoppeln sie Ihre Entspannung. Und ich kann es nicht für sie tun, tun sie es selbst.

Sie gehen tiefer von der Vier auf die Drei, atmen aus und entspannen ihre Brust, ihren Bauch. Lassen sie ihre Brust und ihren Bauch, immer wenn sie ausatmen, tiefer in die Unterlage sinken, die sie hält und stützt. Lassen sie ihre Brust und ihren Bauch tiefer in die Unterlage sinken, die sie hält und stützt. Entspannen sie doppelt so tief. Und ich kann es nicht für sie tun, tun sie es selbst.

Sie gehen tiefer von der Drei auf die Zwei, atmen aus und entspannen ihre Beine, ihre Füße. Lassen sie ihre Beine und Füße, immer wenn sie ausatmen, tiefer in die Unterlage sinken, die sie hält und stützt. Lassen sie Ihre Beine und Füße tiefer in die Unterlage sinken, die sie hält und stützt. Verdoppeln sie ihre Entspannung. Und ich kann es nicht für sie tun, tun sie es selbst.

Sie gehen tiefer von der Zwei auf die Eins, atmen aus und entspannen ihren ganzen Körper. Lassen sie ihren ganzen Körper, immer wenn sie ausatmen, tiefer in die Unterlage sinken, die sie hält und stützt. Lassen sie ihren ganzen Körper tiefer in die Unterlage sinken, die sie hält und stützt. Entspannen sie doppelt so tief. Und ich kann es nicht für sie tun, tun sie es selbst.

Sie verlassen nun die Treppe und konzentrieren sich jetzt nur noch auf ihre Atmung und auf meine Stimme. Und langsam sinken sie mit ihrem eigenen Rhythmus immer tiefer in ein wunderschönes Gefühl der tiefen Entspannung. Immer tiefer und tiefer lassen sie sich sinken, entspannen immer tiefer und tiefer.

Es ist immer eine elegante Variation, wenn du zu deiner Einleitung eine passende Ausleitung zur Verfügung hast.

In der acht Stufen Einleitung führst du die Patientin/Klientin eine Treppe von acht Stufen hinunter. Bei der Ausleitung führe deine Patientin/Klientin die acht Stufen wieder in das Wachbewusstsein zurück.

Wir geben dir hier ein Beispiel.

„Bitte bereiten sie sich vor, aus der inneren Wirklichkeit wieder in die äußere Wirklichkeit zu kommen. In das Hier und jetzt in diesem Raum, in diese Zeit. Und dabei gehen sie die Treppe mit den acht Stufen wieder hoch. Von Stufe zu Stufe werden sie immer wacher und wenn sie auf der Stufe acht sind, sind sie voller Kraft und Frische wieder im Hier und Jetzt. Gehen sie auf die Stufe eins. In Ihrem Rhythmus werden sie jetzt immer wacher und frischer. Die guten Erfahrungen nehmen sie mit. Gehen sie auf die Stufe zwei. Und mit jedem Atemzug, den sie jetzt tun, werden sie immer wacher und frischer. Gehen sie auf die Stufe drei. Ihr unbewusstes ICH hat sicherlich eine Lösung gefunden, die ihnen immer bewusster wird. Da können sie ganz sicher sein. Gehen sie auf die Stufe vier. Mit jedem Atemzug, den sie tun, werden sie immer wacher und frischer. Arme Beine und der ganze Körper werden immer leichter und lockerer. Gehen sie auf die Stufe fünf. Ihr Herz schlägt ruhig und harmonisch. Alle Organe arbeiten auf optimale Weise für sie. Gehen sie auf die Stufe sechs. Ihre Atmung, Ihr Kreislauf normalisieren sich. Sie fühlen sich immer wacher und frischer. Gehen sie auf die Stufe sieben. Ihr Kopf ist frisch und klar. Arme, Beine Gelenke sind leicht und frei zu bewegen. Leicht und frei zu bewegen sind auch ihre Augenlider. Gehen sie auf die Stufe acht. Öffnen sie ihre Augen und sie sind wach und frisch".

Werkzeug 44   Finger auf die Stirn legen

In diesem Werkzeug zeigen wir dir eine schnelle und effektive Einleitung, bei der die Patientin/Klientin die Augen geschlossen hat.
Frage sie im Wachbewusstsein, ob du in der Hypnose ihre Stirn mit einem Finger berühren darfst. Wenn sie dir die Erlaubnis gibt, zeige ihr, wie du es in der Trance machen wirst. Lege ihr jetzt im Wachbewusstsein einen Finger auf die Stirn, damit sie weiß, wie es sich anfühlen wird. Ist sie damit einverstanden? Nehme den Finger wieder von ihrer Stirn. Dann leite die Hypnose ein.

Machen sie es sich jetzt ganz bequem, so dass sie sich auch gut entspannen können. Schließen einfach ihre Augen und fühlen sich in die Unterlage, die sie hält und stützt, ein. Meine Stimme begleitet sie jetzt und auch die ganze Zeit Ihrer Entspannung. Prüfen sie bitte noch einmal nach, ob es für sie jetzt richtig und gut ist. Ich werde in wenigen Augenblicken von sechs tiefer zählen und mit jeder Zahl, die ich tiefer zähle, lassen sie sich tiefer in eine angenehme Entspannung sinken. Dabei brauchen sie nichts zu tun, ihr Unbewusstes tut es für sie.

Sechs – Und wenn ich jetzt meinen Finger auf ihre Stirn lege, (lege einen Finger sanft am Haaransatz auf die Stirn), *atmen sie tief aus und ein. Ganz tief und ruhig und gleichmäßig atmen sie aus und ein. Und mit jedem Atemzug, den sie tun, und mit jedem meiner Worte vertieft sich dieser wunderschöne Zustand der totalen Entspannung. Mit jedem Atemzug und jedem meiner Worte lösen sie sich mehr und mehr aus der äußeren Wirklichkeit und sinken immer tiefer in ihre innere Wirklichkeit. Sinken sie immer tiefer in die totale Entspannung hinein, sinken in eine wunderbare absolute Entspannung hinein. Und jedes Mal, wenn ich in Zukunft meinen Finger auf ihre Stirn lege, entspannen sie sich immer tiefer. Und wenn ich meinen Finger von ihrer Stirn löse, lösen sie sich aus dem Alltag* (löse sanft deinen Finger von der Stirn) **und sinken immer tiefer in die totale Entspannung hinein.**

Fünf – Und wenn ich jetzt meinen Finger auf ihre Stirn lege (lege einen Finger sanft am Haaransatz auf die Stirn), *entspannen sie sich immer tiefer. Sie lassen jetzt alle Gedanken einfach ziehen, halten keinen Gedanken mehr fest, lassen ihre Gedanken kommen und gehen. Und immer tiefer sinken sie in dieses angenehme Gefühl der absoluten Entspannung. Immer tiefer und tiefer sinken sie, während sie sich nur noch auf ihre Atmung und meine Stimme konzentrieren, in dieses wunderschöne Gefühl der absoluten Entspannung hinein.*
Mit jedem Atemzug und jedem meiner Worte lösen sie sich mehr und mehr aus der äußeren Wirklichkeit und sinken immer tiefer in ihre innere Wirklichkeit. Sinken sie immer tiefer in die totale Entspannung hinein, sinken in eine wunderbare absolute Entspannung hinein. Und wenn ich meinen Finger von ihrer Stirn löse, lösen sie sich aus dem Alltag (löse sanft deinen Finger von der Stirn) **und sinken immer tiefer in die totale Entspannung hinein.**

Vier – Und wenn ich jetzt meinen Finger auf ihre Stirn lege (lege einen Finger sanft am Haaransatz auf die Stirn), *entspannen sie sich immer tiefer, sinken immer tiefer in dieses wunderschöne Gefühl der totalen Entspannung. Immer wenn ich in Zukunft meinen Finger auf ihre Stirn lege, sinken sie augenblicklich noch viel tiefer in eine wunderbare Entspannung, fühlen sich immer wohler und wohler, entspannen immer tiefer und tiefer mit jedem meiner Worte und mit jedem Atemzug. Mit jedem Atemzug und jedem meiner Worte lösen sie sich mehr und mehr aus der äußeren Wirklichkeit und sinken immer tiefer in ihre innere Wirklichkeit. Sinken sie immer tiefer in die totale Entspannung hinein, sinken in eine wunderbare absolute Entspannung* hinein. Und wenn ich meinen Finger von ihrer Stirn löse, lösen sie sich **aus dem Alltag** (löse sanft deinen Finger von der Stirn) **und sinken immer tiefer in die totale Entspannung hinein.**

Drei – Und wenn ich jetzt meinen Finger auf ihre Stirn lege (lege einen Finger sanft am Haaransatz auf die Stirn), **entspannen sie sich immer tiefer, sinken immer tiefer in dieses wunderschöne Gefühl der totalen Entspannung. Ein wunderschönes Gefühl der absoluten Entspannung durchströmt sie. Ein Gefühl der absoluten Ruhe und Harmonie. Mit jedem Atemzug und jedem meiner Worte lösen sie sich mehr und mehr aus der äußeren Wirklichkeit und sinken immer tiefer in ihre innere Wirklichkeit. Sinken sie immer tiefer in die totale Entspannung hinein, sinken in eine wunderbare absolute Entspannung hinein. Und wenn ich meinen Finger von ihrer Stirn löse, lösen sie sich aus dem Alltag** (löse sanft deinen Finger von der Stirn) **und entspannen immer tiefer, immer angenehmer.**

Zwei – Und wenn ich jetzt meinen Finger auf ihre Stirn lege (lege einen Finger sanft am Haaransatz auf die Stirn), **entspannen sie sich immer tiefer, sinken immer tiefer in dieses wunderschöne Gefühl der totalen Entspannung. Das Tor zu ihrem Unterbewusstsein öffnet sich jetzt ganz weit. Alles, was ich sage, dringt tief und fest und unauslöschlich in ihr Unterbewusstsein ein und wird sich genauso verwirklichen, weil sie selbst es sich so wünschen. Jedes meiner Worte wird tief und fest in ihrem Unbewussten gespeichert, wird sich fest verankern und verwirklichen. Sie fühlen sich vollkommen wohl und entspannen sich mit jedem Wort, das ich zu ihnen spreche, und mit jedem Atemzug immer mehr. Sie lassen jetzt alle Gedanken vorbeiziehen. Lassen sie ihre Gedanken sich selber denken. Mit jedem Atemzug und jedem meiner Worte lösen sie sich mehr und mehr aus der äußeren Wirklichkeit und sinken immer tiefer in ihre innere Wirklichkeit. Sinken sie immer tiefer in die totale Entspannung hinein, sinken in eine wunderbare absolute**

Entspannung hinein. Und wenn ich meinen Finger von ihrer Stirn löse, lösen sie sich aus dem Alltag (löse sanft deinen Finger von der Stirn) **und entspannen sich immer mehr und mehr.**

Eins – Und wenn ich jetzt meinen Finger auf ihre Stirn lege (lege einen Finger sanft am Haaransatz auf die Stirn), *entspannen sie sich immer tiefer, sinken immer tiefer in dieses wunderschöne Gefühl der totalen Entspannung. Sie lassen sich durch nichts stören. Kein Geräusch kann sie stören. Sie lassen ihre Gedanken vorbeiziehen und hören nur noch auf meine Stimme. Und mit jedem Atemzug, den sie tun, sinken sie immer tiefer in das wunderschöne Gefühl der absoluten Entspannung hinein. Mit jedem Atemzug und jedem meiner Worte lösen sie sich mehr und mehr aus der äußeren Wirklichkeit und sinken immer tiefer in ihre innere Wirklichkeit. Sinken sie immer tiefer in die totale Entspannung hinein, sinken in eine wunderbare absolute Entspannung hinein.*
 Und wenn ich meinen Finger von ihrer Stirn löse, lösen sie sich aus dem Alltag (löse sanft deinen Finger von der Stirn) **und entspannen sich immer mehr und mehr.**

Null – Und wenn ich jetzt meinen Finger auf ihre Stirn lege (lege einen Finger sanft am Haaransatz auf die Stirn), *entspannen sie sich noch tiefer, sinken immer tiefer in dieses wunderschöne Gefühl der totalen Entspannung hinein. Ein wunderschönes Gefühl der absoluten Ruhe und Harmonie durchströmt ihren ganzen Körper, Ihren Geist und Ihre Seele. Mit jedem Atemzug und jedem meiner Worte lösen Sie sich mehr und mehr aus der äußeren Wirklichkeit und sinken immer tiefer in Ihre innere Wirklichkeit. Sinken Sie immer tiefer in die totale Entspannung hinein, sinken in eine wunderbare absolute Entspannung hinein. Und wenn ich meinen Finger von Ihrer Stirn löse, lösen Sie sich aus dem Alltag* (löse sanft deinen Finger von der Stirn) **und entspannen sich immer mehr und mehr."** **Die Hypnose ist eingeleitet.**

Bitte nutze hier die Möglichkeit auf dieser Seite deine eigenen Ideen einzubringen und die Suggestionen zu ergänzen oder anzupassen.

<u>Meine eigenen Ideen</u>

Werkzeug 45 Rolltreppe im Haus.

Diese Methode kann sowohl zur verbalen Einleitung als auch hervorragend zur Vertiefung angewandt werden. Zur Rückführungshypnose (Regression oder Reinkarnation) eignet sie sich ebenfalls sehr gut.
Durch das Führen zu verschiedenen Farben auf den jeweiligen Etagen oder den verschiedenfarbigen Räumen in dem Haus (Werkzeug 46), wird das Imaginationsvermögen der Patientin gefördert. Sie gleitet in einen tiefen Alphazustand.
Im Grunde ist die Reihenfolge der Farben egal. Wir nutzen gerne die Farben eines Regenbogens, die auch den Farben der Chakren entsprechen.

Wurzelchakra = rot. Sakralchakra = orange. Solarplexuschakra = gelb.
Herzchakra = grün (hellgrün). Halschakra = blau (hellblau).
Stirnchakra = violett. Kronenchakra = weiß

Wir schlagen dir zwei verschiedene Versionen vor.
In der Ersten Variante führe die Patientin in ein Haus mit Erdgeschoß und sechs Etagen. Führe sie von Etage zu Etage tiefer. Dabei lässt du dir in jeder Etage Ihre <u>Wahrnehmungen schildern</u>. Die Patientin ist also aktiv beteiligt.

Bei der zweiten Möglichkeit führe die Patientin in verschiedenfarbige Zimmer in dem Haus. Sie braucht dir Ihre <u>Wahrnehmungen nicht zu schildern</u>. Die Patientin ist passiv und lässt sich von dir verbal führen. Diese zweite Möglichkeit bieten wir dir im Werkzeug 46 an.

Bei der folgenden Version führst du sie von Etage zu Etage tiefer durch das Haus. Dabei kannst du mit der Patientin sprechen. Sie soll dir Ihre Wahrnehmungen jeweils mitteilen.
Bitte denke daran, die Suggestionen und den gesamten Ablauf immer individuell auf die Patientin abzustimmen.

Die Patientin liegt ganz entspannt.

Machen sie es sich ganz bequem. Schließen sie die Augen und lenken sie ihr Bewusstsein zu ihrem Atem. Atmen sie ganz bewusst einige Male tief aus und ein. Spüren sie dabei, wie sie mehr und mehr ganz normal weiter atmen und ihr Atem wie von ganz allein aus- und einfließt. Lassen sie Ihren Atem von ganz allein immer ruhiger werden. Dabei brauchen sie nichts tun. Ihr Atem fließt ganz von allein. Lassen sie ihren Atem sich selber atmen. Und mit jedem Fließen ihres Atems werden sie immer ruhiger und entspannter. Immer entspannter und schläfriger und müder.

Lassen sie dabei ruhig ihre Gedanken kommen und gehen. Die Gedanken, die von irgendwoher kommen, und keiner weiß woher. Und die nun, für eine Weile der Entspannung, bei ihnen bleiben dürfen. Und sie dürfen ihren Gedanken in ein hohes Haus mit sechs Etagen folgen. Lenken sie ihre Gedanken auf die sechste Etage. Und sie werden gleich in symbolischer Weise, auf einer breiten sicheren Rolltreppe, von Etage zu Etage tiefer gleiten. Dabei lassen sie sich auch immer tiefer und tiefer in ein wunderbares Gefühl der Entspannung gleiten. Von Etage zu Etage kann sich das Gefühl der Entspannung verdoppeln.

Dort, in der 6. Etage, ist alles in ein wunderbares Rot getaucht. Lassen sie das leuchtende Rot in sich wirken. Gehen sie durch die rote Etage und sagen sie mir, was sie wahrnehmen.

Ich lasse die Patientin von Ihren Eindrücken erzählen. Je mehr sie erzählt, desto tiefer sinkt sie in die Imagination. Sollte sie nichts sehen, kann ich sagen:

Tun sie so, als würde auf dieser Etage alles in ein Rot getaucht. Was könnte dann da sein? Lassen sie sich von Ihren Gedanken und Gefühlen leiten. Und seien sie in dem so tun als ob ganz besonders gut.

Jetzt geht die Patientin durch die sechste Etage zu einer Rolltreppe am Ende der Etage.

Und während sie jetzt durch den roten Raum gehen, nehmen sie auf einer unbewussten Ebene, auf Ihre besondere Weise, das von dem Rot auf, das für sie wichtig ist.
Und am Ende der Etage entdecken sie eine breite, sichere Rolltreppe. Gehen sie auf die Rolltreppe, die sie aus dem Rot tiefer in die fünfte Etage führt.
Und während sie immer tiefer sinken, entspannen sie immer mehr und mehr. Und nähern sich immer mehr und mehr ...
Nenne hier den Grund oder das Ziel der Therapie.
Und sie tauchen ein in die fünfte Etage.

Dort, in der 5. Etage, ist alles in ein leuchtendes Orange getaucht. Lassen sie das leuchtende Orange in sich wirken. Gehen sie durch die orangene Etage und sagen sie mir, was sie wahrnehmen.
Ich lasse die Patientin von ihren Eindrücken erzählen. Je mehr sie erzählt, desto tiefer sinkt sie in die Imagination. Sollte sie nichts sehen, kann ich sagen:
Tun sie so, als würde auf dieser Etage alles in ein leuchtendes Orange getaucht. Was könnte dann da sein? Lassen sie sich von Ihren Gedanken und Gefühlen leiten. Seien sie in dem so tun als ob ganz besonders gut.
Jetzt geht die Patientin durch die fünfte Etage zu einer Rolltreppe am Ende der Etage.
Und während sie jetzt durch den orangenen Raum gehen, nehmen sie auf einer unbewussten Ebene, auf Ihre besondere Weise, das von dem Orange auf, was für sie wichtig ist.
Und am Ende der Etage entdecken sie eine breite, sichere Rolltreppe. Gehen sie auf die Rolltreppe, die sie aus dem Orange tiefer in die vierte Etage führt. Und während sie immer tiefer sinken, entspannen sie immer mehr und mehr. Und nähern sich immer mehr und mehr ...
Nenne hier den Grund oder das Ziel der Therapie.

Dort, in der 4. Etage, ist alles in ein wunderbares Gelb getaucht. Lassen sie das goldene Gelb in sich wirken. Gehen sie durch die gelbe Etage und sagen sie mir, was sie wahrnehmen.
Ich lasse die Patientin von Ihren Eindrücken erzählen. Je mehr sie erzählt, desto tiefer sinkt sie in die Imagination. Sollte sie nichts sehen, kann ich sagen:
Tun sie so, als würde auf dieser Etage alles in ein goldenes Gelb getaucht. Was könnte dann da sein? Lassen sie sich von Ihren Gedanken und Gefühlen leiten. Seien sie in dem so tun als ob ganz besonders gut.
Jetzt geht die Patientin durch die vierte Etage zu einer Rolltreppe am Ende der Etage.
Und während sie jetzt durch den gelben Raum gehen, nehmen sie auf einer unbewussten Ebene, auf ihre besondere Weise, das von dem goldenen Gelb auf, das für Sie wichtig ist.
Und am Ende der Etage entdecken sie eine breite, sichere Rolltreppe. Gehen sie auf die Rolltreppe, die sie aus dem Gelb tiefer in die dritte Etage führt. Und während sie immer tiefer sinken, entspannen sie immer mehr und mehr. Und nähern sich immer mehr und mehr ...
Nenne hier den Grund oder das Ziel der Therapie.

Dort, in der 3. Etage, ist alles in ein wunderbares sanftes Grün getaucht. Lassen sie das sanfte Grün in sich wirken. Gehen sie durch die grüne Etage und sagen sie mir, was sie wahrnehmen.
Ich lasse die Patientin von ihren Eindrücken erzählen. Je mehr sie erzählt, desto tiefer sinkt sie in die Imagination. Sollte sie nichts sehen, kann ich sagen:
Tun sie so, als würde auf dieser Etage alles in ein sanftes Grün getaucht. Was könnte dann da sein? Lassen sie sich von ihren Gedanken und Gefühlen leiten. Und seien sie in dem so tun als ob ganz besonders gut.
Jetzt geht die Patientin durch die dritte Etage zu einer Rolltreppe am Ende der Etage.

Und während sie jetzt durch den grünen Raum gehen, nehmen sie auf einer unbewussten Ebene, auf ihre besondere Weise, das von dem sanften Grün auf, das für sie wichtig ist.
Und am Ende der Etage entdecken sie eine breite, sichere Rolltreppe. Gehen sie auf die Rolltreppe die sie aus dem sanften grün tiefer in die zweite Etage führt. Und während sie immer tiefer sinken, entspannen sie immer mehr und mehr. Und nähern sich immer mehr und mehr ...
Nenne den Grund oder das Ziel der Therapie.

Dort, in der 2. Etage, ist alles in ein wunderbares Blau getaucht. Lassen sie das kräftige Blau in sich wirken. Gehen sie durch die blaue Etage und sagen sie mir, was sie wahrnehmen.
Ich lasse die Patientin von ihren Eindrücken erzählen. Je mehr sie erzählt, desto tiefer sinkt sie in die Imagination. Sollte sie nichts sehen, kann ich sagen:
Tun sie so, als würde auf dieser Etage alles in ein kräftiges Blau getaucht. Was könnte dann da sein? Lassen sie sich von Ihren Gedanken und Gefühlen leiten. Seien sie in dem so tun als ob ganz besonders gut.
Jetzt geht die Patientin durch die zweite Etage zu einer Rolltreppe am Ende der Etage.
Und während sie jetzt durch den blauen Raum gehen, nehmen sie auf einer unbewussten Ebene, auf ihre besondere Weise, das von dem Blau auf, das für sie wichtig ist. Und am Ende der Etage entdecken sie eine breite, sichere Rolltreppe. Gehen sie auf die Rolltreppe, die sie aus dem kräftigen Blau tiefer in die erste Etage führt. Und während sie immer tiefer sinken, entspannen sie immer mehr und mehr. Und nähern sich immer mehr und mehr ...
Nenne den Grund oder das Ziel der Therapie.

Dort, in der 1. Etage, ist alles in ein magisches Violett getaucht. Lassen sie das magische Violett in sich wirken. Gehen sie durch die violette

Etage und sagen sie mir, was sie wahrnehmen.
Ich lasse die Patientin von ihren Eindrücken erzählen. Sollte sie nichts sehen, kann ich sagen:
Tun sie so, als würde auf dieser Etage alles in ein magisches Violett getaucht. Was könnte dann da sein? Lassen sie sich von Ihren Gedanken und Gefühlen leiten. Seien sie in dem so tun als ob ganz besonders gut.
Jetzt geht die Patientin durch die erste Etage zu einer Rolltreppe am Ende der Etage.
Und während sie jetzt durch den violetten Raum gehen, nehmen sie auf einer unbewussten Ebene, auf ihre besondere Weise, das von dem magischen Violett auf, das für sie wichtig ist. Und am Ende der Etage entdecken sie eine breite, sichere Rolltreppe. Gehen sie auf die Rolltreppe, die sie aus dem Violett tiefer in das Erdgeschoß führt. Und während sie immer tiefer sinken, entspannen sie immer mehr und mehr. Und nähern sich immer mehr und mehr ...
Nenne den Grund oder das Ziel der Therapie.

Dort, im Erdgeschoß, ist alles in ein leuchtendes, reinigendes Weiß getaucht. Lassen sie das leuchtende, reinigende Weiß in sich wirken. Und während sie jetzt eintauchen in das leuchtende, reinigende Weiß, nehmen sie auf einer unbewussten Ebene, auf Ihre besondere Weise, das von dem leuchtenden, reinigenden Weiß auf, das für sie wichtig ist.
Gehen sie durch das Erdgeschoß zu der Tür, die dort ist. Gehen sie durch die Tür in einen Raum der absoluten Sicherheit. Dort fühlen sie sich absolut sicher. Machen sie es sich ganz bequem in ihrem sicheren Raum.

Jetzt kannst du mit dem therapeutischen Teil fortfahren.

Werkzeug 46 In verschiedene Zimmer führen.

Hier regen wir eine Alternative zu Werkzeug 45 an. Durch das Führen zu verschiedenen Farben in den verschiedenfarbigen Räumen in dem Haus, gleitet die Patientin/Klientin tiefer in den Alphazustand.
Im Grunde ist die Reihenfolge der Farben egal. Wir nutzen gerne die
Farben eines Regenbogens, die auch den Farben der Chakren entsprechen.

Wurzelchakra = rot. Sakralchakra = orange. Solarplexuschakra = gelb.
Herzchakra = grün (hellgrün). Halschakra = blau (hellblau).
Stirnchakra = violett. Kronenchakra = weiß

Diese Einleitungsmethode kann auch angewandt werden, um unbewusste Ängste aufzudecken oder unbewusstes Wissen zu nutzen. **Bei dem folgenden Text gehen wir als Beispiel davon aus, dass deine Patientin/Klientin unbewusste Ängste hat.**
Bitte denke daran, die Suggestionen und den gesamten Ablauf immer individuell auf die Patientin/Klientin abzustimmen.

Du hast die Hypnose mit deiner Lieblingsmethode eingeleitet. Die Klientin ist angenehm entspannt.

Und bevor sie sich erlauben, noch tiefer zu entspannen, lenken sie Ihr Bewusstsein zu Ihrem Atem. Spüren sie dabei, wie sie mehr und mehr in ihrem ruhigen Rhythmus weiter atmen und ihr Atem wie von allein aus- und einfließt. Lassen sie ihren Atem von ganz allein immer ruhiger werden. Dabei brauchen sie nichts zu tun. Ihr Atem fließt ganz von allein. Lassen sie ihren Atem sich selber atmen. Und mit jedem Fließen ihres Atems werden sie immer ruhiger und entspannter. Immer entspannter und schläfriger und müder.
Und vielleicht kann es sie ein wenig verwundern, wie es möglich sein

kann, gleichzeitig hier und doch auf besondere Art und Weise auch woanders zu sein. In Gedanken und auch Gefühlen ganz woanders zu sein.
An einem sicheren Ort der Ruhe und der inneren Harmonie.
Ein Ort, an den sie sich immer zurückziehen können. Der ihnen Sicherheit und Ruhe geben kann. Und wenn sie es wollen und zulassen können, kann es ein Raum sein, den sie kennen oder der aus ihrer Intuition entstehen kann. Ein wunderbarer Raum der Sicherheit. Der schon lange in ihnen ist. Tief in ihrem unbewussten ICH. Und sobald sie sich ganz sicher und ruhig fühlen, können sie in Ihrem Raum der Sicherheit eine rote Tür entdecken. Gehen sie zu der roten Tür. Klopfen sie an und öffnen sie die Tür.

    Gehen sie in den roten Raum hinein. In diesem Raum ist alles in ein wunderbares Rot getaucht. Lassen sie das leuchtende Rot in sich wirken. In diesem roten Raum gibt ihnen ihr unbewusstes ICH einen Helfer. Einen Helfer, der ein guter Helfer ist, ihre Ängste zu vernichten. Und ihr Raum der Sicherheit und ihr Helfer geben ihnen Kraft und Energie, sich der Ursache ihrer unbewussten Angst zu nähern. Und während sie jetzt durch den roten Raum gehen, nehmen sie auf einer unbewussten Ebene, auf Ihre besondere Weise, das von dem Rot auf, das für sie wichtig ist. Und auf eine sanfte Art, wie nur Ihr Unbewusstes es kann, nähern Sie sich der Ursache Ihrer unbewussten Angst. Und am Ende des roten Raumes entdecken sie eine orange Tür. Klopfen an und öffnen die Tür.

    Gehen sie in den orangenen Raum hinein. In diesem Raum ist alles in ein wunderbares Orange getaucht. Lassen sie das leuchtende Orange in sich wirken. Und während sie immer tiefer sinken, entspannen sie immer mehr und mehr. Und nähern sich immer mehr und mehr ihrer unbewussten Angst. Und während sie jetzt durch den orangenen Raum gehen, nehmen sie auf einer unbewussten Ebene, auf ihre besondere Weise, das von dem Orange auf, das für sie wichtig ist.

Und auf eine sanfte Art, wie nur ihr Unbewusstes es kann, nähern sie sich der Ursache ihrer unbewussten Angst. Und am Ende dieses orangenen Raumes entdecken sie eine gelbe Tür. Klopfen an und öffnen die Tür.

Gehen sie in den gelben Raum hinein. In diesem Raum ist alles in ein wunderbares Gelb getaucht. Lassen sie das strahlende goldene Gelb in sich wirken. Und während sie immer tiefer sinken, entspannen sie immer mehr und mehr. Und nähern sich immer mehr und mehr ihrer unbewussten Angst. Und während sie jetzt durch den gelben Raum gehen, nehmen sie auf einer unbewussten Ebene, auf ihre besondere Weise, das von dem goldenen Gelb auf, das für sie wichtig ist. Und auf eine sanfte Art, wie nur ihr Unbewusstes es kann, nähern sie sich der Ursache Ihrer unbewussten Angst. Und am Ende dieses gelben Raumes entdecken Sie eine grüne Tür. Klopfen an und öffnen die Tür.

Gehen sie in den grünen Raum hinein. In diesem Raum ist alles in ein wunderbares sanftes Grün getaucht. Lassen sie das sanfte Grün in sich wirken. Und während sie immer tiefer sinken, entspannen sie immer mehr und mehr. Und nähern sich immer mehr und mehr ihrer unbewussten Angst. Und während sie jetzt durch den grünen Raum gehen, nehmen sie auf einer unbewussten Ebene, auf ihre besondere Weise, das von dem sanften Grün auf, das für sie wichtig ist. Und auf eine sanfte Art, wie nur ihr Unbewusstes es kann, nähern sie sich der Ursache ihrer unbewussten Angst. Und am Ende dieses grünen Raumes entdecken sie eine blaue Tür. Klopfen an und öffnen die Tür.

Gehen sie in den blauen Raum hinein. In diesem Raum ist alles in ein wunderbares Blau getaucht. Lassen sie das Blau in sich wirken. Und während sie immer tiefer sinken, entspannen sie immer mehr und mehr. Und nähern sich immer mehr und mehr der Ursache ihrer unbewussten Angst. Und während sie jetzt durch den blauen Raum gehen, nehmen sie auf einer unbewussten Ebene, auf ihre besondere Weise, das von dem Blau auf, das für sie wichtig ist. Und auf eine sanfte Art, wie nur ihr

Unbewusstes es kann, nähern sie sich der Ursache Ihrer unbewussten Angst. Und am Ende dieses blauen Raumes entdecken sie eine violette Tür. Klopfen an und öffnen die Tür.

Gehen sie in den violetten Raum hinein. In diesem Raum ist alles in ein wunderbares Violett getaucht. Lassen sie das Violett in sich wirken. Und während sie immer tiefer sinken, entspannen sie immer mehr und mehr. Und nähern sich immer mehr und mehr der Ursache ihrer unbewussten Angst. Und während sie jetzt durch den violetten Raum gehen, nehmen sie auf einer unbewussten Ebene, auf Ihre besondere Weise, das von dem Violett auf, das für sie wichtig ist. Und auf eine sanfte Art, wie nur ihr Unbewusstes es kann, nähern sie sich der Ursache Ihrer unbewussten Angst. Und am Ende dieses violetten Raumes entdecken sie eine weiße Tür. Klopfen an und öffnen die Tür.

Gehen sie in den weißen Raum hinein. In diesem Raum ist alles in ein leuchtendes, reinigendes Weiß getaucht. Lassen sie das leuchtende, reinigende Weiß in sich wirken. Und während sie jetzt eintauchen in das leuchtende, reinigende Weiß, nehmen sie auf einer unbewussten Ebene, auf ihre besondere Weise, auf eine sanfte Art, wie nur ihr Unbewusstes es kann, die Ursache ihrer Angst wahr".

Jetzt beginnst du mit dem therapeutischen Teil der Hypnose.
Du könntest z. B. fragen, was sie in dem weißen Raum sieht oder fühlt, und dich dann von dem Unbewussten der Patientin/Klientin führen lassen.
Du könntest z. B. aber auch den Helfer bitten, die Ursache der Angst auf einer unbewussten Ebene zu vernichten.
Lass dich von deiner Intuition leiten und stimme die Therapie individuell auf die Patientin/Klientin ab.

Bitte nutze hier die Möglichkeit auf dieser Seite deine eigenen Ideen einzubringen und die Suggestionen zu ergänzen oder anzupassen.

Meine eigenen Ideen

Werkzeug 47 Eine „Spirituelle Induktion"

Diese Einleitung wird sehr gerne bei Menschen angewandt, die spirituell veranlagt, oder gefühlsbetonter, emotionaler sind. Bei real veranlagten Menschen wenden wir diese Form der Induktion eher nicht an. Verlasse dich, ob du sie anwenden willst oder nicht, auf deine Intuition.

Du hast es der Patientin/Klientin ganz bequem gemacht. Eventuell das Licht ein wenig gedämmt und Kerzen angezündet. Wir empfehlen bei dieser Einleitung auch leise Entspannungsmusik im Hintergrund.
Auch du solltest dabei entspannt sein. Deswegen empfehlen wir, dass du dich an das Kopfende der Patientin/Klientin so setzt, dass du deine Hände leicht und entspannt an Ihren Kopf halten kannst, ohne ihn zu berühren. Deine rechte Hand rechts, deine linke Hand links von Ihrem Kopf. Allein schon durch diese Haltung wirst du eine bestimmte Bewusstseinsveränderung in dem Menschen erzeugen können. Denke an den „Mesmerischen Magnetismus", wodurch Anton Mesmer Heilungserfolge bewirken konnte. Oder auch an Reiki, wo die universellen Energien genutzt werden, um eine innere, positive Veränderung anzuregen.
Bei dieser Einleitung wird sehr oft das persönlichere DU, wenn es vorher vereinbart wurde, angewandt, um eine besondere Nähe spürbar zu machen. Aus diesem Grunde schreibe ich diese Version in der DU-Form.
Du brauchst diese Einleitung nicht auswendig zu kennen. Es reicht, wenn du dir einen „Spickzettel" bereit legst, den du bequem ablesen kannst. Am besten ist es, wenn du diese „Anregungen der Magischen Einleitung" auf Deinem „Spickzettel" so abänderst, wie es für dich richtig ist. Bitte sprich diese Einleitung besonders ruhig, empathisch, mit kleinen Pausen, um der Patientin/Klientin Zeit zu geben, sich in ihre innere Wirklichkeit gleiten zu lassen. Und auch du könntest, wenn du dich darauf einlassen kannst, auf eine besondere Ebene der inneren Harmonie mit dir und in dir selbst gehen.

Und wenn du bereit bist, eine tiefe spirituelle Erfahrung zu machen, schließe einfach deine Augen, um deiner inneren Mitte näher zu sein und du dich ganz leicht aus der äußeren Wahrnehmung zurückziehen, und in deine innere Wahrnehmung sinken lassen kannst. Dort, auf einer ganz besonderen Ebene in deinem unbewussten ICH. Und während du, vielleicht jetzt noch, bewusst oder unbewusst deinem Atem folgst, wie es dich atmet, können deine Gedanken und Gefühle schon auf fast magische Art, die Wärme meiner Hände an deinem Kopf fühlen. Und du spüren kannst, wie eine besondere Schwingung von meinen Händen ausstrahlt. Und diese angenehme Schwingung etwas Besonderes hat, für dich. Und diese Schwingung etwas Befreiendes für dich hat. Und alle Belastungen von dieser magischen Schwingung fortgetragen werden können, als lösten sie sich auf. Nach und nach, mit jedem Atemzug mehr und mehr. Und während du dich mehr und mehr aus der äußeren Wahrnehmung zurückziehen kannst in dein inneres Erleben, kannst du diese Ruhe in dir aufsteigen lassen und fühlen, wie dein Körper sich mehr und angenehmer und freier entspannen kann. Wie du diese zunehmende Entspannung mehr und mehr zulassen und genießen kannst. Und du jetzt schon tief in deinem inneren ICH etwas Lösendes empfinden kannst. Etwas Erlösendes, als würden sich innere Fesseln lösen. Und du fei sein kannst für eine tiefe innere Erfahrung. Und vielleicht kann es dich verwundern, wie es möglich sein kann, gleichzeitig im Hier und Jetzt die Schwingungen meiner Hände wahrzunehmen und dennoch in Gedanken und Gefühlen bereits jetzt ganz woanders zu sein. Tief in deinem inneren ICH. Dahin, wo deine Gedanken dich führen. Auf Ebenen in deinem unbewussten Wissen. Wo sich bereits jetzt tiefe, wohltuende Ruhe und Entspannung ausbreiten darf. Wie auch die Schwingungen aus meinen Händen sich ausbreiten in deinem Körper, in deinem Geist und deiner Seele. Und die Empfindungen aus meinen Händen dürfen eine tiefe, innere Ruhe in dir bewirken. Genauso, wie es für dich richtig und gut ist. Wenn du willst. Du brauchst nicht zu wissen wie, dein Unbewusstes weiß

es. Und das Strahlen aus meinen Händen Ebenen in deinem Unbewussten erreicht. Ebenen, die dir mehr und mehr Zugang zu deinen inneren Energien und Erfahrungen zur Verfügung stellen. Wie eine allumfassende Kraft und Energie in dir aufsteigt und du dich mit jedem Atemzug mehr und mehr darauf einlassen kannst, noch tiefer, angenehmer, wohliger zu entspannen. Und nur du weißt, wie tief du dich heute entspannen möchtest. Und du in dieser tiefen Entspannung wahrnehmen kannst, wie sich tief in dir ein sicheres Gefühl der grenzenlosen, allumfassenden Geborgenheit und inneren Harmonie ausbreiten darf. Wenn du willst. Und du dich von den Schwingungen meiner Hände auf ganz besondere Ebenen deines Unbewussten führen lässt. Ebenen, wo bereits jetzt innere Veränderungen sein dürfen. Und ein inneres Öffnen. Und du mehr und mehr Zugang zu deinen inneren Erfahrungen und universellen Energien hast. Wo du eingehüllt bist in das Erleben von universeller Kraft und Energie. In der Ruhe liegt die Kraft und in der inneren Harmonie liegt die Energie. Kraft und Energie, alles zu erreichen, was du dir von Herzen wünschst und woran du fest und unerschütterlich glaubst.
Und wenn ich jetzt meine Hände von deinem Kopf löse, klingen diese Empfindungen von Entspannung und tiefer seelischer Ruhe in dir nach und vertiefen sich mit jedem Atemzug, den du tust. Meine Stimme begleitet dich dabei die ganze Zeit".

Jetzt kannst Du die Hände vom Kopf lösen.
Du kannst mit zielorientierten, therapeutischen Suggestionen fortfahren oder eine aufdeckende (hypnoanalytische) Therapie durchführen. Du kannst aber auch eine sogenannte "**Leerhypnose**" zulassen.
Ich werde jetzt eine kleine Weile nicht zu dir sprechen. Ein paar Atemzüge lang. In dieser Zeit vertieft sich auf deine Art und Weise die Entspannung immer mehr und mehr. Und aus deinem tiefen inneren ICH steigt die Lösung für deine Belastungen in dir auf. Steigt aus deinem

unbewussten Wissen auf in das bewusste Wissen. So dass Lösung sein darf. Erlösung von deinen Belastungen. Und du brauchst nicht zu wissen wie. Dein unbewusstes Wissen weiß es.

Schweige jetzt eine Weile bis du das Gefühl hast, die Leerhypnose beenden zu können. In dieser Zeit kannst du, wenn du willst, deine Hände wieder an den Kopf halten. Das wird von den Patientinnen/Klientinnen in der Regel als sehr angenehm empfunden.

Bitte nutze hier die Möglichkeit auf dieser Seite deine eigenen Ideen einzubringen und die Suggestionen zu ergänzen oder anzupassen.

Meine eigenen Ideen

Werkzeug 48 Eine gewährende Einleitung mit Konfusionstechnik

„*Machen sie es sich jetzt ganz bequem. ... Fühlen sie noch einmal in sich hinein, ob es so, wie es jetzt ist, genau richtig für sie ist, um in eine angenehme Entspannung zu gehen. ... Und wenn es für sie genau so richtig ist, dann können sie sicherlich besonders gut entspannen ... und in eine angenehme Trance sinken. ... Dabei brauchen sie jetzt nichts zu tun. Einfach alles nur geschehen lassen, ... wie es von allein geschieht. ... Und mit jedem Atemzug, den sie tun, werden sie fühlen, wie ihr Körper sich mehr und mehr ... von allein, ... ganz von selbst, ... von allein und selbst ... entspannt. Wie gut es tut, nichts mehr tun zu müssen. ... Sie brauchen nichts dazu zu tun. ... Und vielleicht, ... wenn sie Ihre Aufmerksamkeit auf ihre Atmung lenken, ... werden sie bemerken, ... dass ihr Atem schon viel ruhiger geht, ... gleichmäßiger, ... und diese Ruhe sich bereits jetzt in ihnen ausbreitet. ... Und vielleicht können sich jetzt bereits die Schultern ein wenig entspannen... oder einen ... oder beide Arme ... oder die Augen sich von allein oder leicht schließen wollen ... ganz von allein ... zufallen dürfen? ... Und vielleicht breitet sich diese Ruhe in ihrem Körper aus ... und ich weiß nicht, ob sie Ihre Beine leichter als Ihre Arme warm empfinden wollen. Alles kann geschehen, ... von allein, ... und ich weiß auch nicht, ... ob sich ihre Beine wärmer als ihre Arme schwer ... oder der linke Arm leichter als das rechte Bein wärmer ... anfühlt. Alles kann geschehen. ... Und sie brauchen es nicht zu verstehen. ... Ihr Unbewusstes versteht es. Und es ist auch gleichgültig, ... wie sie jetzt in eine angenehme Trance sinken. ... Sie brauchen nichts zu tun. Alles geschieht von allein ... wie auch ihr Atem von allein fließt, aus und ein, ... und ihr Unbewusstes ... auf ganz natürliche, normale Art ... ihren Körper tiefer entspannen kann. ... Und sie brauchen nichts zu tun. ... Vielleicht sind ihre Arme oder die Schultern schon so angenehm entspannt ... oder vielleicht auch ein wenig angespannter, als ihre Beine warm sind? ... Die Arme ganz leicht, ... ein wenig schwer ... oder ganz leicht ... oder sie bleiben so, wie sie sind, schwer oder warm oder leicht, ... vielleicht ein wenig sonderbar entspannt ... oder ganz weich und schlapp. ... Und es kann sein, ... ich weiß es nicht, ... dass sie ihre Arme vermutlich ... oder auch nicht ... es braucht nicht zu sein, kann aber doch, ... dass ihre Arme schon so angenehm entspannt sind ... und ihr Unbewusstes es zulässt, dass sie die Arme nicht mehr bewegen mögen. ... Eventuell ... kann es sein, ... dass ihr rechter Arm schon so sehr entspannt und locker ist, ... dass sie keine Lust mehr verspüren, ihn zu bewegen ... oder gar zu heben. Und sie versuchen, ... irgendwie, ... ihren rechten Arm zu heben, ... und je mehr sie es versuchen, entspannt ihr rechter Arm immer intensiver. Und sie erlauben sich, den rechten Arm einfach ruhen zu lassen. ... Entspannen! ... Wie gut das tut. ... Den ganzen Körper, ganz natürlich ... ruhen lassen. Entspannen. Und sie brauchen nichts zu tun dabei. Und ich möchte sie bitten, sich jetzt an einen Ort zu erinnern, an dem sie ganz frei sein können und geborgen und sicher. Ein Ort vielleicht, den sie bereits kennen? ... Oder an den sie, auf besondere Weise, plötzlich und ganz von selbst denken. Und sie gehen mit ihren Gedanken in diesen Ort hinein und wenden ihre ganze Aufmerksamkeit diesem Ort zu. Und sie konzentrieren sich darauf, was sie dort sehen, hören und fühlen oder riechen und schmecken. Und wenn sie an diesem besonderen Ort sind, kann ihr Unbewusstes den Zeigefinger der rechten Hand heben. ... Sie können es mir zeigen, wenn sie den Zeigefinger der rechten Hand ein wenig anheben. ... Gut so!"*

Führe die Hypnose zielorientiert fort.

Werkzeug 49 Die 5, 4, 3, 2, 1 - Einleitung

Diese Einleitung ist auch unter der Bezeichnung **Yes-Set** bekannt. Die Begründer des NLP, John Grinder und Richard Bandler, erkannten den Automatismus des Bejahens. Wenn ein Mensch mehrfach etwas Reales bejahen kann, was er wahrnimmt, wird er dann auch etwas bejahen können, was nicht unmittelbar seiner Sinneswahrnehmung entspricht. Darauf begründet sich diese Einleitungstechnik, die wir kurz beschreiben und dann als Skript anbieten.

Schritt 1 Die Patientin/Klientin ruht und hat **die Augen geöffnet**.

Schritt 2 Du benennst vier reale Sinneswahrnehmungen.
   **Und während sie die weiche Decke fühlen können,
   und der leisen Musik lauschen, die im Hintergrund erklingt,
   können sie die angenehme Wärme spüren und
   meiner Stimme zuhören,**

Schritt 3 Du benennst eine Aussage, die in eine Trance führen soll.
   können auch gleichzeitig nach und nach entspannen.

Schritt 4 Du benennst drei reale Sinneswahrnehmungen, die sie bejahen kann.
   Und sie spüren, wie sich der Brustkorb hebt und senkt beim Ein- und Ausatmen, fühlen das weiche Kissen unter Ihrem Kopf, hören meine Stimme, die sie begleitet.

Schritt 5 Du benennst zwei Aussagen, die in eine Trance führen sollen.
   Und sie können sich mehr und mehr lösen aus der äußeren Wahrnehmung. Und eintauchen in ihre innere Wahrnehmung der angenehmen Entspannung.

Schritt 6 Du benennst zwei reale Sinneswahrnehmungen, die sie bejahen kann.
Und vielleicht, während <u>meine Stimme sie begleitet,</u> können sie schon <u>spüren, wie sich ihr Brustkorb dehnt und senkt</u> beim Ein- und Ausatmen.

Schritt 7 Du benennst drei Aussagen, die in eine Trance führen sollen.
Und oft fühlt man irgendwo im Körper <u>vielleicht schon jetzt eine angenehme Schwere</u>, während man <u>ruhiger und entspannter</u> werden kann. Und sie können, wenn sie wollen, <u>ihren Augen erlauben, sich mehr und mehr zu entspannen, zu schließen</u>.

Schritt 8 Du benennst eine reale Sinneswahrnehmung.
Und so, wie sich <u>ihre Augen geschlossen haben,</u>

Schritt 9 Du benennst vier Aussagen, die in eine Trance führen sollen.
können sie auch Ihren <u>Körper mehr und mehr entspannen</u> lassen. Können sich <u>tiefer und tiefer in diesen wohligen Zustand gleiten lassen.</u> Und einfach einmal <u>nach Innen spüren</u>, in ihre innere Wirklichkeit, um tiefer und tiefer in eine tiefe, angenehme Trance zu sinken. Und vielleicht können sie auch ihren <u>Gedanken erlauben, mehr und mehr zur Ruhe zu kommen</u>.

Die Patientin/Klientin ist in einer tiefen Trance. Du kannst entweder noch mehr vertiefen oder die Trancearbeit beginnen.
Zur besseren Übersicht und zum besseren Verständnis haben wir hier den gesamten Ablauf zusammengefasst.
Die Patientin/Klientin ruht und hat **die Augen geöffnet**.

*Und während sie die <u>weiche Decke fühlen</u> können,
und der <u>leisen Musik lauschen</u>, die im Hintergrund erklingt,
können sie die <u>angenehme Wärme spüren</u> und
<u>meiner Stimme zuhören</u>, können auch gleichzeitig nach und
nach entspannen. Und sie <u>spüren, wie sich der Brustkorb hebt
und senkt</u> beim Ein- und Ausatmen, <u>fühlen das weiche Kissen</u>
unter Ihrem Kopf, <u>hören meine Stimme,</u> die sie begleitet.
Und sie können sich mehr und mehr <u>lösen aus der äußeren
Wahrnehmung.</u> Und <u>eintauchen in ihre innere Wahrnehmung</u>
der angenehmen Entspannung. Und vielleicht, während <u>meine
Stimme sie begleitet,</u> können sie schon <u>spüren, wie sich ihr
Brustkorb dehnt und senkt</u> beim Ein- und Ausatmen.
Und oft fühlt man irgendwo im Körper <u>vielleicht schon jetzt
eine angenehme Schwere,</u> während man <u>ruhiger und
ent</u>spannter werden kann. Und sie können, wenn sie wollen,
<u>ihren Augen erlauben, sich mehr und mehr zu entspannen, zu
schließen</u>. Und so, wie sich <u>ihre Augen geschlossen haben,</u>
können sie auch ihren <u>Körper mehr und mehr entspannen</u>
lassen. Können sich <u>tiefer und tiefer in diesen wohligen
Zustand gleiten lassen,</u> Und einfach einmal <u>nach Innen spüren</u>,
in ihre innere Wirklichkeit, um tiefer und tiefer in eine tiefe,
angenehme Trance zu sinken. Und vielleicht können sie auch
ihren <u>Gedanken erlauben, mehr und mehr zur Ruhe zu
kommen</u>.*

Bitte nutze hier die Möglichkeit auf dieser Seite deine eigenen Ideen einzubringen und die Suggestionen zu ergänzen oder anzupassen.
Meine eigenen Ideen

Werkzeug 50 Eine sanfte aber effiziente Einleitung.

Dazu eine zielgerichtete Metapher zur Erlangung von mehr „ICH".

Sie haben sich jetzt die Zeit genommen, sich zu entspannen. Einfach einmal nichts tun, nichts sollen, nichts wollen nichts müssen.	Zeit nehmen
Vielleicht können sie es sich auch erlauben, in dieser Zeit einfach ihre Gedanken kommen und gehen zu lassen wie die Wolken am Himmel. *Sie haben es ja schon oft beobachtet, die Wolken kommen, bleiben einen kurzen Augenblick über ihnen, ziehen dann weiter und lösen sich auf wie der Rauch im Wind.* *Genauso ist es ja auch mit ihren Gedanken. Ihre Gedanken kommen, bleiben einen kurzen Augenblick bei ihnen, ziehen dann weiter, so dass neue Gedanken kommen können, und lösen sich auf wie der Rauch im Wind. Alle Gedanken ziehen vorbei und lösen sich auf wie der Rauch im Wind.*	Die Gedanken kommen und gehen lassen.
Und vielleicht können ihre Gedanken sie an eine Situation in der Vergangenheit erinnern, in der sie ganz ruhig und gelöst waren. In der sie sich, ähnlich wie jetzt, Zeit für sich nahmen.	An eine vergangene Ruhe erinnern.

Zeit, zu fühlen, wie ihr Atem ruhig und gleichmäßig ein- und ausströmen kann. Zeit, zu fühlen, wie der Brustkorb sich dabei sanft und weich hebt und senkt,

wie sanfte, kleine Wellen im rhythmischen auf und ab des Atems.
Vielleicht können sie diese angenehmen, rhythmischen Wellen des Atems auch weiter durch ihren Körper strömen lassen. Den Atem schwingen lassen, wie kleine Wellen sich ausbreiten, wenn ein Wassertropfen in einen ruhigen See fällt. Wie diese Schwingungen sich ausbreiten, dann wieder ruhiger und sanfter werden, und sich schließlich verlieren in der endlosen Ruhe, aus der sie gekommen sind.

Vielleicht können sie auch jetzt oder gleich bemerken, wie sich diese Ruhe in ihnen ausbreitet. Wie dieses sanfte Schwingen durch ihren Körper strömt. Und vielleicht ist ihnen dieses angenehme Gefühl der Ruhe ganz nah. So nah und irgendwie bekannt, dass sie sich in einem inneren Gleichklang fühlen können. In einem Gleichklang mit Körper, Geist und Seele.

Und diese Schwingung des Klanges ihres Körpers kann ihnen ein Gefühl der Geborgenheit schenken. Ein Geborgensein mit ihrem Körper, der im Rhythmus des Atems sanft und wohlig schwingt. Ein Geborgensein mit ihrem Geist, sich aus dem Alltag zu lösen. Hinein zu sinken in ein wunderschönes Gefühl der Ruhe und Harmonie. Sinken lassen in eine wohlige Müdigkeit, in einen sanften erholsamen Schlaf.

	Atem kommen und gehen lassen.
	Aufmerksamkeit auf den Körper lenken.
	Geborgenheit geben.

Ein Schlaf, der sie sanft und weich mit seiner Geborgenheit umhüllt. Der ihnen einen angenehmen Traum schenkt.	Schlaf und Traum.
(Hier kannst du weiterleiten: z.B. *... und in diesem Traum können sie auf einer Düne stehen. Eine Düne an einem weiten, weiten Meer. Ein breiter, sicherer Weg führt hinunter...* *Oder: ... und in diesem Traum stehen sie auf einem Berg. Schauen hinunter in ein weites, weites Tal. Sanft wiegt sich das weiche, duftende, grüne Gras der Bergwiese im leichten, warmen Wind.* *Und die blühenden Blumen darauf leuchten in allen Farben. Ihr Duft strömt zu ihnen. Ein breiter sicherer Weg führt hinunter zu der Wiese....* *Oder: ... und in diesem Traum stehen sie auf einem breiten, sicheren, bequemen Weg. Wiesen mit Blumen begleiten den Weg, und ein kleiner murmelnder Bach ... führt zu einem Baum mit starken Wurzeln. Weiches, warmes, duftendes Moos lädt zum Ruhen ein ... usw.)*	Mögliche Weiterleitungen.
Und in diesem Traum kann sie meine Stimme vielleicht an einen ganz besonderen Ort der Ruhe und Harmonie führen. Ein Ort, der schon immer in ihnen ist. Wohin sie sich, wann immer sie es sich wünschen, zurückziehen können. Lösen aus dem Alltag. Ein Ort, an dem Zeit und Raum ganz gleichgültig sind. Und alles, was sie wahrnehmen, können sie an diesem ganz besonderen Ort in ganz besonderer Weise	Ort der Ruhe finden lassen.

aufnehmen. Und alles, was sie aufnehmen, kann sich in ganz besonderer Weise erfüllen.

Und vielleicht hilft es ihnen, wenn meine Stimme sie auf einer sicheren, bequemen Treppe mit zehn Stufen begleitet. Diese zehn Stufen führen sie hinunter an Ihren ganz besonderen Ort.

Treppe hinunter führen.

Während ich jetzt Stufe um Stufe hinunter zähle, können sie sich ganz deutlich vorstellen, wie sie sanft und sicher tiefer in ein wohliges Gefühl sinken. Wie sich ihr Körper Stufe um Stufe mehr entspannt, wie er immer gelöster und freier ist, und fast schwerelos immer tiefer schwebt. Einfach sinken lassen, wirken lassen, geschehen lassen.

Zähle von zehn bis eins herunter und gebe dabei von Stufe zu Stufe Suggestionen von Ruhe, Schläfrigkeit und Müdigkeit. Von Stufe zu Stufe kann sich der Trance-Zustand verdoppeln.

Jetzt kannst du weiter vertiefen oder therapeutische Suggestionen geben.

Bitte nutze hier die Möglichkeit auf dieser Seite deine eigenen Ideen einzubringen und die Suggestionen zu ergänzen oder anzupassen.
Meine eigenen Ideen

Kapitel VII Vertiefungstechniken

Um schon in der ersten Hypnosesitzung eine möglichst tiefe Trance zu erreichen, wird es bei den meisten Menschen nötig sein, die eingeleitete Hypnose zu vertiefen. Hierzu bieten wir dir verschiede Möglichkeiten an. Suche die Methode, die dir am besten gefällt, ändere sie so, wie es für dich richtig ist.

Es gibt sehr viele erprobte und wirkungsvolle Vertiefungsmethoden. Wir stellen dir hier verschiedene erfolgreiche Praktiken vor. Du selbst hast alle Möglichkeiten, deine eigene Vertiefungsstrategie zu entwerfen. Wir möchten dich anregen, selbst experimentelle Studien zu unternehmen, damit du deinen eigenen Weg findest.

Natürlich, und das ist wirklich sehr einfach, kannst du verschiedene Strategien, die du zur Vertiefung anwenden kannst, auch zur normalen Einleitung einer Hypnose oder zur Selbsthypnose nutzen. Du solltest dir bei der **Einleitung** aber mehr Zeit nehmen, als du zur **Vertiefung** benötigst, weil die Patientin/Klientin mehr Zeit braucht, um in den Entspannungszustand zu sinken.

Fraktionierte Hypnose

Eine fraktionierte Hypnoseeinleitung oder -Vertiefung ist eine Hypnose, die scheinbar immer wieder unterbrochen und dann weitergeführt wird.

Die Technik der Fraktionierung ist bei der Einleitung oder Vertiefung völlig gleich. Die Patientin/Klientin wird in einen Trancezustand begleitet. Sie hat die Augen geschlossen. Jetzt wird die Trance scheinbar dadurch unterbrochen, dass sie die Augen öffnen soll.

Bitte öffnen sie ihre Augen.

oder:

Ich werde sie gleich bitten, ihre Augen zu öffnen, dabei verdoppelt sich Ihre Entspannung.

oder: ***Wenn ich gleich meine Hand auf ihre Schulter lege, öffnen sie einfach ihre Augen.***

Die Patientin/Klientin bleibt dabei aber immer in einer Hypnose. Du hast keine Ausleitung gemacht. Das heißt, dass sie noch in einem Alphazustand ist. Nun veranlasst du sie, die Augen wieder zu schließen und tiefer in die Trance zu sinken. Durch das scheinbare Unterbrechen der Hypnose und das wiederholte Schließen der Augen wird der Trancezustand von Mal zu Mal vertieft.

Zur Durchführung einer Fraktionierung hast du sehr viele Möglichkeiten. Wir geben dir hier einige Anregungen mit der Bitte, selbst Möglichkeiten zu entwickeln.

Werkzeug 51 Hand auf die Schulter legen.

Die Patientin/Klientin hat die Augen geschlossen und entspannt.
Wenn ich gleich ihre rechte Schulter berühre, fällt es ihnen ganz leicht, die Augen zu öffnen und tiefer zu entspannen. Wenn ich dann meine Hand von ihrer Schulter löse, fallen die Augen wieder zu und sie sinken doppelt so tief in Hypnose.
Lege deine Hand auf ihre Schulter. Die Augen öffnen sich. Frage die Patientin/Klientin, wie sie sich fühlt. Sie fühlt sich gut entspannt.
Du löst deine Hand von ihrer Schulter und sagst dabei:
Augen zu. Mit jedem meiner Worte und mit jedem Atemzug, den sie tun, sinken sie immer mehr in das wohlige Gefühl der Entspannung. Verdoppeln sie ihre Entspannung.
Wenn ich gleich ihre rechte Schulter berühre …. „.
Führe diese Technik mehrere Male durch.

Werkzeug 52 Fraktionierung Arm senken

Eine schöne Möglichkeit der Vertiefung durch Fraktionierung ist die folgende: Die Patientin/Klientin ist bereits in einer Trance.
Du sagst:
Ich nehme jetzt ihren rechten/linken Arm. Du nimmst den Arm der Frau und hebst ihn hoch. Jetzt führst du den Arm langsam tiefer. Mit dem sinkenden Arm verbindest du verbal „tiefer in die Hypnose sinken", z. B.:
So, wie der Arm immer tiefer und tiefer sinkt, sinken auch sie immer tiefer in ein angenehmes Gefühl der tiefen Entspannung. Und wenn ihr Arm die Unterlage berührt, lassen sie sich sanft und weich und angenehm noch tiefer in dieses wohlige Gefühl der Entspannung sinken."
Das wiederholst du öfter.

Mir ist wichtig, dass sich die Patientin/Klientin sanft und weich und angenehm fallen lassen kann, wie etwa auf eine weiche Unterlage oder in ein weiches Daunenbett. Fallen kann ja auch wehtun.

Werkzeug 53 Fraktionierung mit einem Kegel

Hierbei wird eine Hypnose mit einem Kegel, wie im Werkzeug 63, eingeleitet. Wenn der Einleitungsprozess beendet ist, wird die Frau aufgefordert, ihre Augen zu öffnen. Die Hypnose wird dadurch nicht aufgehoben. Die Patientin/Klientin glaubt nur, dass sie wieder wach ist.
Du fragst, ob sie sich wohl fühlt und welche Wahrnehmungen sie in dieser Entspannung gemacht hat. Dann leitest du erneut eine Hypnose mit dem Kegel ein. Dabei fügst du die Wahrnehmungen deiner Klientin mit ein. Weil du jetzt Anregungen gibst, die sie kennt, wird sie leichter und tiefer in die Entspannung sinken:

Beispiel: Du hast die Hypnose mit der Fixationstechnik mit Hilfe eines Kegels eingeleitet. (Siehe Werkzeug 66) Die Klientin ist, wie in dem Skript vorgegeben, in Ihrer Bucht und entspannt sich.
Ich werde sie gleich bitten, die Augen zu öffnen. Das können sie ganz leicht. Dabei entspannen sie doppelt so tief. Verdoppeln Ihre Entspannung. Dann können wir miteinander sprechen. Aber wenn ich dann den Kegel wieder vor ihre Augen halte, fallen ihre Augen zu, und sie können noch besser und tiefer entspannen. Bitte öffnen sie ihre Augen. Wie fühlen sie sich?
Sie fühlt sich gut.
Wie empfinden sie sich in dieser Entspannung?
Sie sagt dir, dass sie sich wie von einer sicheren, weichen Wolke getragen fühlt. Halte den Kegel über Ihre Augen und sage:

Ich halte den Kegel über ihre Augen. Blicken sie ohne zu blinzeln nur auf den Kegel ... ihre Augen fallen zu ... fallen zu ... und sie lassen sich wie auf einer sicheren, weichen Wolke wolkenwatteleicht in eine tiefere Entspannung tragen. Sie fühlen sich jederzeit sicher, beschützt und geborgen. Wenn ich sie gleich bitte, die Augen zu öffnen, öffnen sie die Augen, und wir können wieder miteinander sprechen, während sich die Entspannung verdoppelt. ... Öffnen sie bitte Ihre Augen. Wie fühlen sie sich?

Sie fühlt sich gut.

Du fragst: **Wie empfinden sie es, auf ihrer Wolke tiefer in die Entspannung zu gleiten?**

Auch diese Empfindung nimmst du wahr und gibst sie in die nächste Einleitung mit dem Kegel. Du wirst feststellen, dass die Frau wesentlich schneller in eine tiefere Trance sinkt. Dann forderst du sie wieder auf, die Augen zu öffnen. Wieder glaubt die Klientin, sie sei wach. Du fragst wieder, ob sie sich wohl fühlt. Dann leitest du erneut eine Hypnose mit der gleichen Methode und ihren eigenen Wahrnehmungen ein. Du wiederholst das vier- oder fünfmal. Du machst also nichts anderes als eine Hypnose in der Hypnose.

Werkzeug 54 Eine Treppe hinunterführen

Du hast die Hypnose eingeleitet, möchtest sie aber vertiefen.
Sie stehen nun auf einer Treppe mit fünf (oder mehr) Stufen. Jede Stufe, die sie hinuntergehen, führt sie immer tiefer in die absolute Entspannung hinein. Dort, am Ende der Treppe, ist ein wunderschönes Tor. Es ist das Tor zu einem Raum, der schon immer in ihnen ist. Ein Raum, in dem sie vollkommen sicher und geborgen sind. Ein Raum vollständiger Ruhe und Harmonie. Gehen sie hinunter auf die vierte Stufe (Dabei tippst Du deinen Finger auf ihre Stirn). *Sie sinken immer tiefer. Gehen hinunter auf die dritte Stufe* (Dabei tippst du deinen Finger auf ihre Stirn). *Entspannen immer mehr und mehr. Gehen sie hinunter auf die zweite Stufe* (Dabei tippst du deinen Finger auf ihre Stirn). *Lassen die Entspannung immer intensiver werden. Gehen sie hinunter auf die letzte Stufe* (Dabei tippst du deinen Finger auf ihre Stirn). *Vervielfachen sie ihre Entspannung. Verlassen sie jetzt die Treppe. Gehen sie durch das Tor zu ihrem Unterbewusstsein, in ihren inneren Raum der tiefen Harmonie und Ruhe. Sie fühlen sich ganz sicher und geborgen.*
Führe die Hypnosetherapie mit zielgerichteten Suggestionen durch.

Werkzeug 55 Vertiefung mit einem Aufzug

Natürlich musst du die Patientin/Klientin zuerst fragen, ob Fahrstuhlfahren für sie okay ist. Wenn es für sie in Ordnung ist, wird diese Vertiefungstechnik sehr tief in den Alphazustand führen. Deshalb eignet sie sich besonders gut für analytische Hypnosen, um zu der Ursache für eine Belastung zu gelangen. Neben den hier angebotenen Möglichkeiten kannst du dir selbst verschiedene Versionen ausarbeiten. Bei der Ausleitung solltest du den Weg, den Du hier zur Einleitung nutzt, zurück führen.
Version A: <u>Du kannst eine Zahl vorgeben, z.B. Vier.</u>

„Stellen sie sich einen schönen Aufzug vor. Er ist groß und hell und sicher. Gehen sie hinein und sehen sie auf die Knopfleiste für die Etagen, zu denen der Fahrstuhl fahren kann. Es sind vier Etagen. Sie werden gleich von Etage zu Etage tiefer fahren. Und mit jeder Etage, die sie tiefer fahren, entspannen sie sich immer mehr und mehr.
<u>*Drücken Sie auf die Eins.*</u> *Und vielleicht fühlen sie bereits jetzt schon das leise sanfte Wiegen des Aufzugs, während sie mehr und mehr entspannen können. Und dabei brauchen sie nichts tun, Ihr Unbewusstes tut es für sie.*
<u>*Dann drücken sie auf die Zwei.*</u> *Lassen sich immer tiefer in die Entspannung sinken, aber nur so tief, wie es für sie richtig und gut ist. Und dabei brauchen sie nichts tun, ihr Unbewusstes tut es für sie.*
<u>*Dann drücken sie auf die Drei.*</u> *Immer wohler fühlen sie sich und sinken mehr und mehr in ihr „Inneres Ich", dahin, wo sie vollständig entspannen können. Und dabei brauchen sie nichts tun, ihr Unbewusstes tut es für Sie.*
<u>*Dann drücken sie auf die Vier.*</u> *Und mit jedem Atemzug, den sie tun und mit jedem meine Worte sinken sie immer tiefer in eine tiefe wohlige Entspannung.*
Dann beginne mit dem therapeutischen Teil der Hypnose.

Version B:
Stellen sie sich einen schönen Aufzug vor. Er ist groß und hell und sicher. Gehen sie hinein und sehen sie auf die Knopfleiste für die Etagen, zu denen der Fahrstuhl fahren kann. Mit jeder Etage, die sie tiefer fahren, entspannen sie sich immer mehr und mehr. Und ich weiß nicht, wie tief sie sich heute entspannen möchten, ihr Unbewusstes weiß es. Lassen sie sich immer tiefer von Etage zu Etage fahren, bis auf die Ebene in ihrem unbewussten ICH, die für sie richtig und gut ist. Meine Stimme begleitet sie dabei die ganze Zeit. Und wenn sie auf der für sie richtigen Ebene angekommen sind, nicken sie einfach mit dem Kopf.
Ebene Eins, entspannen immer tiefer und angenehmer.
Ebene Zwei, tiefer sinken lassen, und so weiter.
Begleite sie von Ebene zu Ebene und vertiefe dabei verbal, bis sie nickt.
Dann kannst du den therapeutischen Teil der Hypnose durchführen.
Nachdem du die Hypnose durchgeführt hast, führe die Patientin/Klientin mit dem Fahrstuhl wieder in das Bewusstsein zurück. Bei der Ausleitung solltest du den Weg, den du hier zur Einleitung nutzt, zurück führen.

Vertiefung durch Traumreisen (Phantasiereisen)

Eine sehr angenehme, sanfte Art der Hypnosevertiefung ist die, den Menschen in eine Traumreise zu führen. Es gibt eine Unmenge von verschiedenen Phantasiereisen. Die bekanntesten sind die Motive von einer Wiese, einem lichten Wald, ein Spaziergang am Meer, eine Bergwanderung usw. Wichtig dabei ist, die Traumreise der Patientin/Klientin entsprechend anzupassen. Eine Patientin/Klientin, die sehr gerne in den Bergen Urlaub macht, wird wohl weniger am Strand entlang laufen wollen. Oder ein Mensch, der Angst vor Wespen oder allem kleinen Getier hat, das auf einer Wiese lebt, kann nicht auf einer imaginären Wiese entspannen.

Wenn du eine Traumreise machen möchtest, ist es wichtig, diese Reise mit allen fünf Sinnen nach der VAKOG Methode erleben zu lassen.
(Vergleiche Werkzeug 8 – Suggestibilitätstests – Zitrone)

Eine Phantasiereise zur Vertiefung einer Hypnose kann auch gleichzeitig als therapeutische Metapher angewandt werden. In diesem Buch gehen wir nicht näher darauf ein. Wer sich intensiver mit diesem Thema befassen will, kann dafür geeignete Ausbildungsseminare besuchen oder sich die entsprechende Literatur aneignen. Wir beschreiben hier als Anregung und Beispiel eine Phantasiereise auf einer Wiese, die du so verändern solltest, wie es deiner Phantasie, deiner Kreativität, deiner Persönlichkeit entspricht.

Werkzeug 56 Traumreise Wiese

Du hast die Hypnose mit deiner Lieblingseinleitung eingeleitet. Die Patientin/Klientin ist entspannt und hat die Augen geschlossen.

Lenken sie ihre Aufmerksamkeit hinter den geschlossenen Augen auf eine imaginäre Wiese. Eine Wiese, wie sie aus ihrem Inneren Ich aufsteigen kann zu inneren Bildern, Gedanken oder Gefühlen. Lassen sie dabei ihrer Phantasie freien Lauf.

Lenken sie ihre Aufmerksamkeit auf eine grüne, saftige Wiese, die im warmen hellen Sonnenlicht liegt. Das warme, weiche, duftende Gras wiegt sich sanft im lauen Wind. Ein plötzlicher Impuls regt sie an, über diese wunderbare Wiese zu gehen. Sie spüren das warme Gras unter ihren Füßen. Und den weichen Boden, der sie hält und trägt. Bemerken, wie die Gräser unter ihren Füßen nachgeben und sich danach sofort wieder aufrichten. Schritt für Schritt gehen sie gemächlich über diese Wiese. Nehmen die leuchtenden, strahlenden Farben der bunten Blumen auf eine neue interessante Art wahr. Und irgendwie, auf fast magische Art und Weise, empfinden sie den betörenden Duft der bunten Blumen. Ist es ein bestimmter Duft, der von einer Blume strömt, oder ist es die Vielfalt der Düfte, die in ihrem Innern etwas Besonderes auslösen kann? Ein besonderes Gefühl von Ruhe und Entspannung. Ein Empfinden von Geborgenheit und behütet zu sein. Ist ein starker Baum auf ihrer Wiese, der beschützend sein Blätterdach ausbreitet? Der sie einlädt zwischen seinen starken Wurzeln zu ruhen. Im warmen, weichen Moos, das besonders weich und flauschig ist. Gerade der richtige Platz zum Entspannen. Sie lassen sich in das weiche Moos sinken und machen es sich ganz bequem. Tief atmen sie die gesunde, würzige Luft der Pflanzen um sie herum ein. Genießen das angenehme Gefühl, nichts tun zu müssen. Einfach einmal die Seele baumeln lassen. Ohne Ziele erreichen zu müssen. So, wie die kleinen Schäfchenwolken oben am Himmel dahinziehen, sich vom leichten Wind einfach treiben lassen.

Wie Vögel und bunte Schmetterlinge sich scheinbar schwerelos tragen lassen auf den Schwingen des lauen Windes.
Jetzt kannst du den therapeutischen Teil der Hypnose beginnen.

Bitte nutze hier die Möglichkeit auf dieser Seite deine eigenen Ideen einzubringen und die Suggestionen zu ergänzen oder anzupassen.

Meine eigenen Ideen

Kapitel VIII Ausleitungen

Es gibt eine unbegrenzte Anzahl von möglichen Ausleitungen. Wir geben dir in diesem Kapitel eine kleine Auswahl von anwendbaren Methoden. Obwohl wir es bei den folgenden Werkzeugen nicht mehr erwähnen, solltest du bei der Ausleitung immer mit einer „Posthypnotischen Suggestion" auf die nächste Hypnose vorbereiten. Vergleiche Werkzeug 37 bis 41.

Der Grundsatz bei Hypnoseausleitungen sollte aber immer sein:

☆ **Die Ausleitung muss so gestaltet sein, dass die Patientin/Klientin keinen Schaden erleidet.**

☆ **Du solltest sicher sein, dass Deine Patientin/Klientin wirklich wach ist.**

☆ **Alles,** was du bei der Einleitung suggeriert hast, solltest du, wenn es nicht ausdrücklich bleiben darf, zurücknehmen. Wenn du zum Beispiel die Schwere bei der Einleitung suggeriert hast, solltest du bei der Ausleitung eine Leichtigkeit suggerieren. Gefühle von Freude oder Freiheit oder Glück usw. sollen bleiben!

☆ **Je länger** die Hypnose dauert, desto länger und intensiver die Ausleitung.

☆ **Je tiefer** der Alphazustand war, desto länger und intensiver die Ausleitung.

☆ **Die Ausleitung** sollte sich, soweit es möglich ist, an der Einleitung orientieren. Wenn du zum Beispiel die acht Stufen Einleitung (Werkzeug 43) gemacht hast, wobei die Patientin/Klientin die Stufen <u>tiefer</u> ging, solltest du bei der Ausleitung die acht Stufen <u>hinauf</u> in das Tagesbewusstsein führen

☆ **Während du die Einleitung** ruhig und einschläfernd machen kannst, solltest du bei der Ausleitung etwas lauter, schneller und kräftiger sprechen.

☆ **Denke an die Vorbereitung** der nächsten Hypnose mit einer „Posthypnotischen Suggestion".
Wir warnen ernsthaft vor unverantwortlichen Tricks, die oft von Schauhypnotiseuren angewandt werden. Zum Beispiel pusten verschiedene Schauhypnotiseure Ihren Probanden ins Gesicht, um sie aus dem Alphazustand zurück in das Tagesbewusstsein zu bringen. Wir warnen davor und lehnen solche Tricks kategorisch ab.

Bitte nutze hier die Möglichkeit auf dieser Seite deine eigenen Ideen einzubringen und die Suggestionen zu ergänzen oder anzupassen.

Meine eigenen Ideen

Werkzeug 57 Acht Stufen Ausleitung

Diese Ausleitung passt sehr gut zu der „Acht Stufen Einleitung" (Werkzeug 43). Sie kann natürlich auch zu allen anderen Hypnoseausleitungen gegeben werden.

Bitte bereiten sie sich vor, aus der inneren Wirklichkeit wieder in die äußere Wirklichkeit zu kommen. In das Hier und jetzt in diesem Raum, in diese Zeit. Und dabei gehen sie die Treppe mit den acht Stufen wieder hoch. Von Stufe zu Stufe werden sie immer wacher und wenn sie auf der Stufe acht sind, sind sie voller Kraft und Frische wieder im Hier und Jetzt.
Gehen sie auf die Stufe eins. In Ihrem Rhythmus werden sie jetzt immer wacher und frischer. Die guten Erfahrungen nehmen sie mit.
Gehen sie auf die Stufe zwei. Und mit jedem Atemzug, den sie jetzt tun, werden sie immer wacher und frischer.
Gehen sie auf die Stufe drei. Ihr Unbewusstes ICH hat sicherlich eine Lösung gefunden, die ihnen immer bewusster wird. Da können sie ganz sicher sein.
Gehen sie auf die Stufe vier. Mit jedem Atemzug, den sie tun, werden sie immer wacher und frischer. Arme Beine und der ganze Körper werden immer leichter und lockerer.
Gehen sie auf die Stufe fünf. Ihr Herz schlägt ruhig und harmonisch. Alle Organe arbeiten auf optimale Weise für sie.
Gehen sie auf die Stufe sechs. Ihre Atmung, ihr Kreislauf normalisieren sich. Sie fühlen sich immer wacher und frischer.
Gehen sie auf die Stufe sieben. Ihr Kopf ist frisch und klar. Arme, Beine Gelenke sind leicht und frei zu bewegen. Leicht und frei zu bewegen sind auch Ihre Augenlider.
Gehen sie auf die Stufe acht. Öffnen Ihre Augen und sind wach und frisch.

Werkzeug 58 Ausleitung der Treppe bei Übergewicht

In diesem Werkzeug beschreiben wir, wie wir die Ausleitung machen könnten, wenn es sich um eine Hypnose zur Gewichtsreduktion handelt.
Du kannst diese Variante aber auch zur Raucherentwöhnung, zur Angstbehandlung oder anderen Themen umschreiben.

Deine Patientin/Klientin ist in einer Hypnose, und du hast die Suggestionen zur Gewichtsreduktion bereits gegeben. Du führst sie jetzt wieder aus der Trance in den Alltag zurück. Hierzu kannst du das innere Bild der Treppe nutzen. Insbesondere dann, wenn du die Trance mit einer imaginären Treppe eingeleitet hast. Wenn bei der Ausleitung einer Hypnose noch zielorientierte Suggestionen gegeben werden, verwirklichen sich diese besonders gut.

Ich begleite sie jetzt wieder in das Hier und Jetzt. Stellen sie sich eine Treppe mit sechs Stufen vor. Und es ist egal, ob die Treppe rauf oder runter führt. Jede Stufe führt sie immer mehr in den Alltag, und wenn sie die Stufe sechs betreten, sind sie wieder hellwach, voller Frische, Kraft und Energie.
Gehen sie auf die Stufe eins. Da liegt ein Kästchen, eine Schachtel oder gar eine Kiste. Packen sie jetzt alles, was mit dem Übergewicht zu tun hat, hinein. Die Süßigkeiten, die übervollen Teller, die Gier usw. Und sie lassen all dies auf der Stufe eins zurück, während sie gleichzeitig immer wacher werden. Und sie nehmen all das mit, was sie sich von Herzen wünschen, um ihr Wohlfühlgewicht zu erreichen.
(Mache hier eine ganz kurze Pause.)
Und leichter und freier gehen sie auf die Stufe zwei. Auch dort liegt wieder eine Schachtel. Und sie packen auch den Rest, der sie mit dem Übergewicht verbindet, hinein. Lassen sie alles das auf der Stufe zwei zurück, was sie noch hindert Ihr Idealgewicht zu erreichen. Und sie

nehmen all das mit, was sie sich von Herzen wünschen, um ihr Wohlfühlgewicht zu erreichen, während sich ihre Atmung normalisiert und der Kreislauf stabilisiert.

(Mache hier wieder eine ganz kurze Pause.)

Und immer frischer und leichter gehen sie auf die Stufe drei. Hier wird ihr Unbewusstes alles einpacken und zurücklassen, was noch zurückzulassen ist. Sie brauchen nicht zu wissen, was ihr Unbewusstes zurücklässt. Ihr Unbewusstes weiß es und tut, was zu tun ist. Und sie nehmen all das mit, was sie sich von Herzen wünschen, um ihr Wohlfühlgewicht zu erreichen. Ihr Herz schlägt ruhig und gleichmäßig.

(Wieder eine ganz kleine Ruhepause.)

Und frischer und freier, voller Freude und Stolz gehen sie auf die Stufe vier. Und sie fühlen ein neues Gefühl der Freiheit, der Frische und der Zuversicht, dass sie es geschafft haben. Und sie nehmen all das mit, was sie sich von Herzen wünschen, um Ihr Wohlfühlgewicht zu erreichen. Ihr Kopf ist frisch und frei.

(Eine ganz kurze Pause.)

Und so gehen sie auf die Stufe fünf. Und sie spüren ein wunderbares Gefühl von Stolz und Glück in sich. Sie wissen, dass sie alle Möglichkeiten, alle Fähigkeiten bereits in sich haben und jetzt nutzen, um ihr Ziel zu erreichen. Dieses Wissen nehmen sie jetzt mit in den Alltag, in das Hier und Jetzt. Sie nehmen die Umgebung bewusst wieder wahr. Arme, Beine, der ganze Körper wieder federleicht und frei beweglich. Frei und leicht beweglich sind auch die Augenlider. Ganz frisch und frei gehen sie auf die Stufe sechs, öffnen Ihre Augen und sind ganz im Hier und Jetzt.

Werkzeug 59 Ausleitung der Treppe bei Rauchern.

In diesem Werkzeug beschreiben wir, wie wir die Ausleitung machen könnten, wenn es sich um eine Hypnose zur Raucherentwöhnung handelt.
Es ist eine unserer Lieblingsausleitungen.
Du kannst diese Variante aber auch zur Gewichtsreduktion, zur Angstbehandlung oder anderen Themen umschreiben.
In dieser Version nutzen wir das Werkzeug der Konfusion. Unser bewusstes Denken ist gewohnt, Zahlen in einer Reihenfolge aufzuzählen. Diese Gewohnheit unterbrechen wir bei der Ausleitung, so dass es zu einer Konfusion kommt. Wenn bei der Ausleitung einer Hypnose noch Suggestionen gegeben werden und zusätzlich die Konfusion genutzt wird, verwirklichen sich die Suggestionen besonders gut.
Deine Patientin/Klientin ist in einer Hypnose, und du hast die Suggestionen zur Raucherentwöhnung bereits gegeben. Führe sie jetzt wieder aus der Trance in den Alltag zurück. Hierzu kannst du das innere Bild der Treppe nehmen.

Ich begleite sie jetzt wieder in das Hier und Jetzt. Stellen sie sich eine Treppe mit sechs Stufen vor. Jede Stufe führt sie immer mehr in den Alltag, und wenn sie die Stufe sechs betreten, haben sie in ihrer inneren Wirklichkeit bereits ihr Ziel erreicht.
Gehen sie auf die Stufe eins.
Und sie wissen, dass sie gerne, mit Freuden und Stolz ganz freiwillig, jetzt etwas zurücklassen. Lassen sie alles zurück, was sie noch hindern könnte, sich aus der Sucht nach Zigaretten zu befreien.
(Mache eine kurze Pause.)
Und leichter und freier gehen sie auf die Stufe zwei.
Da liegt ein Kästchen, eine Schachtel oder gar eine Kiste. Packen sie jetzt alles, was auf der <u>bewussten Ebene</u> mit dem Rauchen zu tun hat, hinein. Die Zigaretten, die Sucht und die Gewohnheit. Schließen sie den Deckel,

machen ein festes Schloss davor. Und sie stellen alles auf die Stufe eins, von der Sie gekommen sind, und gehen auf die Stufe drei.
(Jetzt entsteht schon Konfusion, weil die Zahl zwei fehlt.)
(Mache eine kurze Pause.)

Und immer frischer und leichter gehen sie auf die Stufe drei. Auch hier liegt ein Kästchen. Hier wird ihr <u>Unbewusstes</u> alles einpacken, was noch zurückzulassen ist. Sie brauchen nicht zu wissen, was ihr Unbewusstes zurücklässt. Ihr Unbewusstes weiß es und tut, was zu tun ist. Schließen sie den Deckel, machen ein festes Schloss davor. Stellen sie es auf die Stufe zwei zurück, von der sie gekommen sind, und gehen auf die Stufe vier. Und sie nehmen all das mit, was Sie sich von Herzen wünschen, um ein gesunder, glücklicher, erfolgreicher Nichtraucher zu sein.
(Jetzt entsteht schon wieder Konfusion, weil die Zahl drei fehlt.)
(Mache wieder eine kurze Pause.)
Auf der Stufe vier liegt ein Kästchen, eine Schachtel oder gar eine Kiste. Und immer frischer und leichter voller Freude und Stolz fühlen sie sich auf der Stufe vier. Und sie fühlen ein neues Gefühl der Freiheit, der Leichtigkeit und der Zuversicht, dass sie es schaffen. Gibt es noch etwas, auf der <u>bewussten Ebene</u>, was zurückbleiben darf? Legen sie auch das hinein. Schließen sie den Deckel, machen ein festes Schloss davor. Stellen sie es auf die Stufe drei zurück, von der sie gekommen sind, und gehen auf die Stufe fünf.
(Jetzt entsteht schon wieder Konfusion, weil die Zahl vier fehlt.)
(Wieder eine ganz kurze Ruhepause.)
Und frischer und freier, voller Freude und Stolz, gehen sie auf die Stufe fünf. Auch da liegt ein Kästchen, eine Schachtel oder gar eine Kiste. Dort packt Ihr <u>Unbewusstes gemeinsam mit Ihrem bewussten Teil</u> den Rest ein, der zurückbleiben muss. Alles, was sie hindern könnte, sich aus der Sucht zu befreien, packen sie jetzt ein. Schließen sie den Deckel, machen ein festes Schloss davor. Und stellen sie es auf die Stufe vier zurück, von

der sie gekommen sind, fühlen ein neues Gefühl von Freiheit, von Stolz und Glück und gehen so auf die Stufe sechs.
(Jetzt entsteht schon wieder Konfusion, weil die Zahl fünf fehlt.)
(Eine ganz kurze Pause.)
Und sie spüren ein wunderbares Gefühl von Stolz und Zuversicht und Glauben an sich selbst. Das nehmen sie jetzt mit in den Alltag, in das Hier und Jetzt. Ganz frisch und frei fühlen sie sich auf der Stufe sechs, öffnen ihre Augen und sind ganz im Hier und Jetzt.

Bitte nutze hier die Möglichkeit auf dieser Seite deine eigenen Ideen einzubringen und die Suggestionen zu ergänzen oder anzupassen.

Meine eigenen Ideen

Werkzeug 60 Einen Arm anheben

Deine Patientin/Klientin hat dir im Vorgespräch bereits die Erlaubnis gegeben, sie zu berühren. Um sie aus der Hypnose wieder in das Wachbewusstsein zu führen, könntest du folgende Ausleitung machen. Diese Ausleitung kannst du auch zur Einleitung oder Fraktionierung nutzen, wenn du sie dementsprechend umschreibst. (Werkzeug 50 Vertiefungstechniken z.B.)

Ich werde gleich, in wenigen Augenblicken, ihren rechten Arm anheben. Und so, wie ich ihren Arm immer höher und höher führe, führe ich sie aus der Trance in das Wachbewusstsein zurück.
Jetzt nimmst du Ihren Arm und hebst ihn langsam hoch. Dabei gibst du folgende Suggestionen:
So wie ich ihren Arm höher und höher hebe, kommen sie ganz leicht wieder in das Tagesbewusstsein zurück. Ihr ganzer Körper fühlt sich locker und leicht an. Sie fühlen sich mehr und mehr ganz wunderbar wohl. Alle Organe ihres Körpers arbeiten hervorragend und in optimaler Weise, wie es für sie richtig und gut ist. Und sie werden immer wacher und wacher. Sind ganz frisch und voller Kraft und Energie. Öffnen sie Ihre Augen. Sie sind vollständig wach.
Dann führe ihren Arm langsam wieder tiefer. Frage sie, wie sie sich fühlt. Überzeuge dich, dass sie auch wieder ganz bei vollem Bewusstsein ist. Führe ein kurzes Nachgespräch, ohne das in der Hypnose verarbeitete zu zerreden.

Werkzeug 61 Ausleitung mit Berührungen

Du hast von deiner Patientin/Klientin die Erlaubnis sie zu berühren. Ihr habt festgelegt, dass du sie z.B. an der Stirn, an einer Hand oder an einer Schulter berühren darfst. Die Ausleitung der Hypnose könntest du dann zum Beispiel mit folgenden Suggestionen durchführen:
Ich werde gleich vier Mal meine Hand auf ihre rechte Schulter legen. Jedes Mal, wenn sie meine Hand auf ihrer Schulter fühlen, kommen sie immer mehr in das Tagesbewusstsein zurück. Wenn ich dann die Zahl vier nenne, sind sie vollkommen wach, voller Lebensmut, Lebenskraft und Lebensfreude.
Eins. Lege deine Hand auf ihre Schulter. *Sie werden immer wacher, leichter und freier.* Nimm die Hand wieder weg.
Zwei. Lege deine Hand auf ihre Schulter. *Sie fühlen sich immer leichter und frischer.* Nimm die Hand wieder weg.
Drei. Lege deine Hand auf ihre Schulter. *Sie empfinden sich wie nach einem erholsamen Schlaf.* Nimm die Hand wieder weg.
Vier. Lege deine Hand auf ihre Schulter. *Öffnen sie die Augen. Sie sind vollständig wach. Voller Lebensmut, Lebenskraft und Lebensfreude.*
Nimm die Hand wieder weg.
Dann führe ein kurzes Nachgespräch, ohne den Inhalt der Hypnosesitzung und deren Wirkung zu zerreden.

Werkzeug 62 Eine kurze Ausleitung bis drei zählen.

„Ich zähle nun bis drei. Bei drei schlagen sie die Augen auf und sind vollkommen wach, frisch und erholt wie nach einem erholsamen Schlaf.
Eins – ihre Atmung, ihr Herzschlag und ilhr Kreislauf normalisieren sich wieder. Funktionieren auf optimalste Art, wie es für sie richtig ist. Sie werden immer wacher und wacher.
Zwei – sie sind vollkommen wach. Arme, Beine und Gelenke sind ganz leicht und frei zu bewegen. Sie fühlen sich ganz wohl, frisch und frei.
Drei – Schlagen sie die Augen auf. Sie sind vollkommen wach, frisch und frei.

Bitte nutze hier die Möglichkeit auf dieser Seite deine eigenen Ideen einzubringen und die Suggestionen zu ergänzen oder anzupassen.

Meine eigenen Ideen

Kapitel IX   2 besondere Hypnoseeinleitungen

Wir möchten die Matrix-Hypnose, Matrix-Trance-Einleitung (Esdaile Zustand oder Hypnotisches Koma) und die Dave-Elman-Einleitung etwas aus der Menge der Werkzeuge hervorheben. Beide Möglichkeiten führen besonders tief und, überprüfbar für dich, in einen tiefen hypnotischen Zustand.

Die Matrix-Hypnose

Matrix-Hypnose, Esdaile Zustand, Hypnotisches Koma.
Der Esdaile Zustand ist ein sehr, sehr tiefes Erleben der Hypnose sowohl auf der geistig seelischen, als auch auf der körperlichen Ebene. Auf dieser Stufe der Hypnose ist absolute Schmerzfreiheit möglich. Benannt ist dieser Zustand nach dem britischen Arzt James Esdaile, der im 19. Jahrhundert Operationen in Hypnose völlig schmerzfrei durchführte. Da seine Patienten den Eindruck machten, als wären sie in einem Koma, nannte man diese tiefe Hypnose „Hypnotisches Koma". Wir finden diese Bezeichnung ganz schrecklich. Wer will schon in einem Koma gefangen, ausgeliefert sein? Deswegen nennen wir den Zustand der sehr tiefen Hypnose „Matrix-Hypnose". In der Matrix sind wir eingebunden in das Allumfassende Morphische Feld, in dem Alles mit Allem verbunden ist.

Es gibt verschiedene Varianten, die Matrix-Hypnose einzuleiten. Wir geben dir hier zwei Möglichkeiten. Suche die für dich Beste aus.
Wir empfehlen zum Erreichen der Matrix-Hypnose – des Matrix-Zustandes – das Führen durch Räume, in denen sich die Klientin/Patientin in jedem Raum doppelt so tief entspannen kann, wie in dem Raum, den sie vorher durchschritten hat. In jedem Raum hat sie die Möglichkeit, sich auszuruhen.

Du kannst Ihr einen bequemen Sessel oder eine Ruheliege anbieten. Du kannst so viele Räume nehmen, wie du willst.
Wenn es dir besser erscheint, kannst du auch den Türen eine Farbe geben. Wenn die Patientin/Klientin dann durch die Tür mit der Farbe geht, ist sie in einem Raum mit der Farbe der Tür. Siehe Werkzeug 46.

Die Matrix-Hypnose gliedert sich in sechs Teilabschnitte.
Teilabschnitt I: Einleitung mit Deiner Lieblingseinleitung.
Teilabschnitt II: Vertiefung der Hypnose mit Fraktionierung, Convincer.
Teilabschnitt III: Einleitung der Matrix-Trance
Teilabschnitt IV: Zustand der Matrix-Hypnose testen.
Teilabschnitt V: Halten der Matrix-Hypnose.
Teilabschnitt VI: Auflösen der Matrix-Trance.

Bitte nutze hier die Möglichkeit auf dieser Seite deine eigenen Ideen einzubringen und die Suggestionen zu ergänzen oder anzupassen.
Meine eigenen Ideen

Werkzeug 63, Durchführung der Matrix-Hypnose, Variation 1
Durch Räume der tiefen Entspannung führen.

Leite zuerst eine Hypnose mit deiner Lieblingseinleitung ein und vertiefe die Trance. Gebe der Patientin/Klientin einen „Convincer" zum Beispiel die Armlevitation. Die Patientin/Klientin ist durch die Einleitung und Vertiefung, bereits in einer tiefen Hypnose.
Jetzt sprich mit ihr und bitte sie, dir zu antworten.

Ich möchte <u>für sie</u>, dass sie sich noch angenehmer und tiefer entspannen, um diesen Zustand zu genießen. Seien sie ruhig ein wenig neugierig, wie sich die totale Entspannung für sie anfühlen kann. Hierzu werde ich sie gleich in drei Räume führen. In jedem Raum werden sie noch mehr entspannen können. Können in jedem Raum ihre Entspannung, die sie jetzt haben, doppelt so tief werden lassen. Von Raum zu Raum werden sie entspannter sein, bis sie die tiefste, die schönste, die wundervollste Entspannung erreicht haben werden. Vertrauen sie ihrem Unbewussten und fangen jetzt an. Führen sie Ihre Gedanken in ein Haus mit einem großen Flur. Da sehen sie eine schöne Tür. Haben sie die Tür schon?
Patientin sagt ja.
Fragen sie Ihr Unterbewusstsein, ob es erlaubt ist, durch diese Tür in einen Raum der tiefen Entspannung zu gehen. Was sagt ihr Unbewusstes?
Patientin sagt ja. *(Erster Raum der Entspannung.)*
Öffnen sie die Tür und verdoppeln sie Ihre Entspannung. Gibt es einen Platz, wo sie sich ausruhen können? Einen bequemen Sessel oder eine Ruheliege vielleicht. Machen sie es sich da ganz bequem. Wie sieht es hier aus?
Jetzt lässt du dir den Raum schildern, so wie sie ihn wahrnimmt. (Sehen, Hören, Fühlen, Riechen und Schmecken.)

Durch die Schilderung gerät die Patientin immer mehr in ihr Unbewusstes, in tiefere Entspannung.
Entspannen sie sich tiefer. Verdoppeln sie ihre Entspannung.
Lass ihr etwas Zeit.
Jetzt sehen sie sich um.
Da sehen sie eine schöne Tür. Haben sie die Tür schon?
Patientin sagt ja.
Fragen sie ihr Unterbewusstsein, ob es erlaubt ist, durch diese Tür in einen Raum der tiefen Entspannung zu gehen. Was sagt ihr Unbewusstes?
Patientin sagt ja. (*Zweiter Raum der Entspannung.*)
Öffnen sie die Tür und verdoppeln sie ihre Entspannung. Gibt es einen Platz, wo sie sich ausruhen können? Einen bequemen Sessel oder eine Ruheliege vielleicht. Machen sie es sich da ganz bequem. Wie sieht es hier aus?
Jetzt lässt du dir den Raum schildern, so wie sie ihn wahrnimmt. (Sehen, Hören, Fühlen, Riechen und Schmecken.)
Durch die Schilderung gerät die Patientin immer mehr in ihr Unbewusstes, in tiefere Entspannung.
Entspannen sie sich tiefer. Verdoppeln sie ihre Entspannung.
Lass ihr etwas Zeit.
Jetzt sehen sie sich um.
Da sehen sie eine schöne Tür. Haben sie die Tür schon?
Patientin sagt ja.
Fragen sie Ihr Unterbewusstsein, ob es erlaubt ist, durch diese Tür in den Raum der tiefsten Entspannung zu gehen. Was sagt ihr Unbewusstes?
Patientin sagt ja. (*Dritter Raum der Entspannung.*)
Öffnen sie die Tür und verdoppeln sie ihre Entspannung. Gibt es einen Platz, wo sie sich ausruhen können? Einen bequemen Sessel oder eine

Ruheliege vielleicht. Machen sie es sich da ganz bequem. Wie sieht es hier aus?
Jetzt lässt du dir den Raum schildern, so wie sie ihn wahrnimmt. (Sehen, Hören, Fühlen, Riechen und Schmecken.)
Durch die Schilderung gerät die Patientin/Klientin immer mehr in ihr Unbewusstes, in tiefere Entspannung. Sie erreicht den Esdaile-Zustand
Entspannen sie sich tiefer. Verdoppeln sie ihre Entspannung.
Lass ihr etwas Zeit.
Zustand der Matrix-Hypnose testen.
Wenn du sicher sein willst, dass die Patientin/Klientin in einer Matrix-Hypnose ist, kannst du es testen. Kündige den Test nicht an, sondern mache einfach ohne zu sprechen.
A: Prüfung durch Katalepsie (Körperstarre)
Hebe ohne Ankündigung einen Arm an und lasse ihn dann los. Der Arm sollte in der Position stehen bleiben, in der du ihn loslässt.
Sollte der Arm sinken, musst du die Entspannung vertiefen.
B: Du könntest die Patientin/Klientin mit deinen Fingernägeln zwicken. Macht sie keine Miene, ist sie im Matrix-Zustand.
Halten der Matrix-Hypnose.
Du kannst den Matrix-Zustand halten, indem du eine Traumreise machst. Am Meer entlang, oder auf eine Wiese usw. Am besten hältst du den Zustand, indem du aus dem Vorgespräch erfährst, was die Patientin am liebsten mag. Damit gibst du Suggestionen von Wohlgefühl, Glückszustand, Zufriedenheit innerer Harmonie usw.
Auflösen der Matrix-Trance.
Am besten löst du die Matrix-Hypnose wieder auf, indem du durch die Räume wieder zurück führst.
Nehmen sie die innere Harmonie und Ruhe jetzt noch einmal wahr. Dann gehen sie zurück in den zweiten Raum und lassen ein wohliges Gefühl der Frische durch ihr Körper- Geist- und Seelesystem fließen. Werden sie immer wacher und frischer.

Gehen dann wieder in den ersten Raum und werden noch frischer, noch wacher. Gehen sie zu der Tür, die hinaus führt in den Flur, wo ihre Hypnose begonnen hat. Öffnen sie die Tür und kommen jetzt hier wieder an.

Bitte nutze hier die Möglichkeit auf dieser Seite deine eigenen Ideen einzubringen und die Suggestionen zu ergänzen oder anzupassen.

Meine eigenen Ideen

Werkzeug 64, Durchführung der Matrix-Hypnose, Variation 2
Auf einer Rolltreppe in tiefste Entspannung führen.

Teilabschnitt I:	Leite eine Hypnose mit deiner Lieblingseinleitung ein.
Teilabschnitt II:	Vertiefe die Trance mit deiner Lieblingsmethode. Es empfiehlt sich hier die Dave Elman Induktion oder eine Fraktionierung. Convincer geben.
Teilabschnitt III:	Führe mit der Variation 2 in den Esdaile-Zustand, in die Matrix-Hypnose.
Teilabschnitt IV:	Zustand der Matrix-Hypnose testen.
Teilabschnitt V:	Halten der Matrix-Hypnose.
Teilabschnitt VI:	Auflösen der Matrix-Hypnose

Teilabschnitt I und II.
Du hast die Hypnose eingeleitet und vertieft. Dann beginne mit der Vertiefung in den Matrix-Zustand.

Teilabschnitt III. Vertiefung in die Matrix-Trance.
Ich möchte sie jetzt in eine noch tiefere, angenehmere Trance führen. Da können sie sich noch wohler fühlen. Da können alle Sorgen, Belastungen und Schmerzen einfach verschwinden. Wenn sie wollen, in die tiefste Entspannung, die sie jemals erlebt haben. Dazu werde ich sie sechs Ebenen tiefer in ihr Unbewusstes führen, als sie jetzt schon sind. Und jedes Mal, wenn ich sie eine Ebene tiefer führe, verdoppeln sie Ihre Entspannung. Sie werden sich von Ebene zu Ebene immer phantastischer fühlen können, je tiefer sie sinken.

Stellen sie sich vor, auf einer breiten, sicheren, goldenen Rolltreppe zu stehen. Die Rolltreppe gleitet tiefer auf die Ebene eins. Dabei verdoppelt sich die Entspannung, die sie jetzt schon erreicht haben. Sie bestimmen, in welchem Tempo sie tiefer entspannen. Wenn sie auf der Ebene eins

angelangt sind, hat sich ihre Entspannung verdoppelt. Wenn sie da sind, sagen sie einfach nur „eins".
Warte, bis die Patientin/Klientin eins sagt.

Sie machen das sehr gut. Aber es geht noch besser, noch tiefer. Stellen sie sich wieder auf eine breite, sichere, goldene Rolltreppe. Die Rolltreppe gleitet tiefer auf die Ebene zwei. Dabei verdoppelt sich die Entspannung, die sie auf der Ebene eins erreicht haben. Sie bestimmen, in welchem Tempo sie tiefer entspannen. Wenn sie auf der Ebene zwei angelangt sind, hat sich ihre Entspannung wieder verdoppelt. Wenn sie da sind, sagen sie einfach nur „zwei".
Warte, bis die Patientin/Klientin zwei sagt.

Sie machen das sehr gut. Aber es geht noch besser, noch tiefer. Stellen sie sich wieder auf eine breite, sichere, goldene Rolltreppe. Die Rolltreppe gleitet tiefer auf die Ebene drei. Dabei verdoppelt sich die Entspannung, die sie auf der Ebene zwei erreicht haben. Sie bestimmen, in welchem Tempo sie tiefer entspannen. Wenn sie auf der Ebene drei angelangt sind, hat sich ihre Entspannung wieder verdoppelt. Wenn sie da sind, sagen sie einfach nur „drei".
Warte, bis die Patientin/Klientin drei sagt

Sie machen das sehr gut. Aber es geht noch besser, noch tiefer. Stellen sie sich wieder auf eine breite, sichere, goldene Rolltreppe. Die Rolltreppe gleitet tiefer auf die Ebene vier. Dabei verdoppelt sich die Entspannung, die sie auf der Ebene drei erreicht haben. Sie bestimmen, in welchem Tempo sie tiefer entspannen. Wenn sie auf der Ebene vier angelangt sind, hat sich ihre Entspannung wieder verdoppelt. Wenn sie da sind, sagen sie einfach nur „vier".
Warte, bis die Patientin/Klientin vier sagt.

Sie machen das sehr gut. Aber es geht noch besser, noch tiefer. Stellen sie sich wieder auf eine breite, sichere, goldene Rolltreppe. Die Rolltreppe gleitet tiefer auf die Ebene fünf. Dabei verdoppelt sich die Entspannung, die sie auf der Ebene vier erreicht haben. Sie bestimmen, in welchem Tempo sie tiefer entspannen. Wenn sie auf der Ebene fünf angelangt sind, hat sich ihre Entspannung wieder verdoppelt. Wenn sie da sind, sagen sie einfach nur „fünf".
Warte, bis die Patientin/Klientin fünf sagt.

Sie machen das sehr gut. Aber es geht noch besser, noch tiefer. Wenn sie sich gleich auf ihre breite, sichere, goldene Rolltreppe stellen, gleiten sie auf die Ebene der totalen, der absoluten Entspannung. Sie fühlen sich dabei phantastisch, phänomenal wohl. Auf dieser Ebene lösen sich alle Belastungen körperlicher oder geistig-mentaler Art einfach auf. Und es wird ihnen ganz leicht gelingen, wenn sie es wollen. Lassen se es einfach geschehen. Meine Stimme begleitet sie jetzt und die ganze Zeit. Stellen sie sich wieder auf eine breite, sichere, goldene Rolltreppe. Die Rolltreppe gleitet tiefer auf die Ebene sechs. Dabei verdoppelt sich die Entspannung, die sie auf der Ebene fünf erreicht haben. Sie bestimmen, in welchem Tempo sie tiefer entspannen. Wenn sie auf der Ebene sechs angelangt sind, hat sich Ihre Entspannung wieder verdoppelt. Wenn sie da sind, sagen sie einfach nur „sechs".
Warte, bis die Patientin/Klientin sechs sagt.

Teilabschnitt IV: Zustand der Matrix-Hypnose testen.
Teste wie in Variation 1
Wenn du sicher sein willst, dass die Patientin/Klientin in einer Matrix-Hypnose ist, kannst du es testen. Kündige den Test nicht an, sondern mache einfach ohne zu sprechen.
A: Prüfung durch Katalepsie (Körperstarre)

Hebe ohne Ankündigung einen Arm an und lasse ihn dann los. Der Arm sollte in der Position stehen bleiben, in der du ihn los lässt.
Sollte der Arm sinken, musst du die Entspannung vertiefen.
B: Du könntest die Patientin/Klientin mit deinen Fingernägeln zwicken. Verzieht sie keine Miene, ist sie im Matrix-Zustand.

Teilabschnitt V: Halten der Matrix-Hypnose
Halte die Trance wie in Variation 1
Du kannst den Matrix-Zustand halten, indem du eine Traumreise machst. Am Meer entlang, oder auf eine Wiese usw. Am besten hältst du den Zustand, indem du aus dem Vorgespräch erfährst, was die Patientin am liebsten mag. Damit gibst du Suggestionen von Wohlgefühl, Glückszustand, Zufriedenheit innerer Harmonie usw.

Teilabschnitt VI: Auflösen der Matrix-Hypnose.
Am besten löst du die Matrix-Hypnose wieder auf, indem du mit der imaginären Rolltreppe höher in das Tagesbewusstsein führst.
Nehmen sie die innere Harmonie und Ruhe jetzt noch einmal wahr. Dann stellen sie sich auf Ihre Rolltreppe und lassen ein wohliges Gefühl der Frische durch ihr Körper-, Geist- und Seelesystem fließen. Werden sie immer wacher und frischer, während sie auf die Ebene fünf höher gleiten.
Nehmen sie die innere Harmonie und Ruhe jetzt noch einmal wahr. Dann stellen sie sich auf Ihre Rolltreppe und lassen ein wohliges Gefühl der Frische durch ihr Körper-, Geist- und Seelesystem fließen. Werden sie immer wacher und frischer, während sie auf die Ebene vier höher gleiten.
Nehmen sie die innere Harmonie und Ruhe jetzt noch einmal wahr. Dann stellen sie sich auf Ihre Rolltreppe und lassen ein wohliges Gefühl der Frische durch ihr Körper-, Geist- und Seelesystem fließen. Noch frischer,

noch wacher. Werden sie immer wacher und frischer, während sie auf die Ebene drei höher gleiten
Nehmen sie die innere Harmonie und Ruhe jetzt noch einmal wahr. Dann stellen Sie sich auf Ihre Rolltreppe und lassen ein wohliges Gefühl der Frische durch ihr Körper-, Geist- und Seelesystem fließen. Noch frischer, noch wacher. Werden sie immer wacher und frischer, während sie auf die Ebene zwei höher gleiten.
Nehmen sie die innere Harmonie und Ruhe jetzt noch einmal wahr. Dann stellen sie sich auf ihre Rolltreppe und lassen ein wohliges Gefühl der Frische durch ihr Körper-, Geist- und Seelesystem fließen. Noch frischer, noch wacher. Werden sie immer wacher und frischer, während sie auf die Ebene eins höher gleiten.
Jetzt stellen sie sich noch einmal auf ihre breite, sichere, goldene Rolltreppe. Sie fühlen sich vollkommen frisch und frei. Kommen jetzt wieder in das Wachbewusstsein, wo ihre Hypnose begonnen hat.
Öffnen sie die Augen und kommen jetzt hier wieder an.

Jetzt führe ein kurzes Nachgespräch, in dem du die Fragen der Patientin/Klientin kurz beantwortest, ohne das Geschehene zu zerreden.

Werkzeug 65 Meine Version nach Dave Elman

Dave Elman hat in unseren Augen etwas Grandioses gemacht. Er geht davon aus, dass jede Hypnose eine Selbsthypnose ist. Dass die Patientin/Klientin sich darauf einlassen muss. Wir sagen ja auch, dass kein Mensch gegen seinen Willen hypnotisiert werden kann. Das ist, nach der gängigen Meinung der Experten auch richtig. Du kannst es in jedem Fachbuch nachsehen. Wenn also die Hypnose eine Selbsthypnose ist, kann die Patientin folgerichtig sich selbst in Hypnose führen. Du brauchst sie nur dazu anleiten. Erickson beschreibt in seinen Büchern, wie er mit indirekten Suggestionen, am Bewusstsein der Menschen vorbei, hypnotische Zustände einleitet, ohne dass es dem Menschen bewusst wird.

__Gehe in Hypnose, wenn du es willst. Ich kann das nicht für dich tun.__
__Also tu du es für dich.__

Wichtig dabei ist, dass du die Suggestionen nicht nur einmal sprichst, sondern wiederholst.

Die Dave Elman Einleitung gliedert sich in drei Teilabschnitte.
Teilabschnitt I: Entspannung der Augen und des Körpers.
Teilabschnitt II: Test der Entspannung. Arm anheben und fallen lassen.
Teilabschnitt III: Geistige Entspannung. Zahlen rückwärts zählen lassen.

Teilabschnitt I: Entspannung der Augen und des Körpers.
Körperliche Entspannung.

Die Patientin / Klientin hat es sich in deiner Hypnoseliege bequem gemacht.
A.   Du bittest sie, Ihre Augen zu schließen:

Bitte schließen sie einfach ihre Augen. Entspannen dabei so, wie es für sie richtig und gut ist.
Oder du wendest eine leicht durchführbare Technik zum Augenschluss an, z.B.:
B.	Halte einen Gegenstand (Kegel, Kugelschreiber oder Sonstiges) über ihre Augen und sage:
Schauen sie ohne zu blinzeln nur auf diesen Gegenstand. Und sobald sie das Gefühl haben, ihre Augen schließen zu wollen, schließen sie einfach ihre Augen. Entspannen dabei so, wie es für sie richtig und gut ist".

Oder du machst es dir und der Person einfach und wendest die folgende sehr erfolgreiche Methode an. Diese Technik beschreiben wir in dem folgenden Werkzeug. Wähle die für dich angenehmste Art.
C.	*Bitte atmen sie tief ein, halten den Atem einen Augenblick an und wenn sie dann ausatmen, schließen sie dabei Ihre Augen. Entspannen dabei so, wie es für sie richtig und gut ist.*
Die Patientin / Klientin hat die Augen geschlossen.

Entspannung der Augen
Und wenn die Augen jetzt geschlossen sind, lassen sie ihre Augen so entspannen, dass se das Gefühl bekommen, dass die Augen so sehr entspannt sind, dass sie sie nicht mehr öffnen wollen. Lassen sie ihre Augen entspannen. Was auch immer das für sie sein kann. Ihre eigene Entspannung. Ich kann es nicht für sie tun. Tun sie es für sich. Und wenn die Augen so entspannt sind, dass sie ein gutes Gefühl dabei haben, nicken Sie einfach ganz leicht mit ihrem Kopf.
Sie nickt. (Ich sage auch gerne: *"dann sagen sie es mir mit einem Ja")*
Ich werde sie gleich bitte zu testen, dass die Augen sich nicht mehr öffnen können. Konzentrieren sie sich auf ihre Augen und entspannen die Augen so sehr, dass sie sich nicht mehr öffnen lassen. Testen sie es jetzt.

Lass sie ca. drei Sekunden testen. **Wenn sich die Augen öffnen sage:**
Gut so. Aber es war nicht der Sinn, die Augen zu öffnen. Der Sinn ist es, dass <u>Sie selbst</u> die Augen so schwer und müde machen, dass sie nicht mehr funktionieren, wenn sie es testen. Also machen wir es noch einmal.
Wiederhole den Test so lange, bis die Augen geschlossen bleiben.
Sobald die Augen geschlossen bleiben, sage:
Sehr gut. Sie können aufhören, es zu testen. Ich möchte, dass sie diese Entspannung durch ihren ganzen Körper fließen lassen. Ihre Entspannung verdoppelt sich.

Entspannung des Kopfes
Lassen sie jetzt auch ihren Kopf entspannen, so dass sie das Gefühl bekommen, dass ihr Kopf entspannt ist. Was auch immer das für sie sein kann. Ihre eigene Entspannung. Ich kann es nicht für sie tun. Tun sie es für sich. Und wenn der Kopf so entspannt ist, dass sie ein gutes Gefühl dabei haben, nicken sie einfach ganz leicht mit ihrem entspannten Kopf.
Sie nickt. (Ich sage auch gerne: *"dann sagen sie es mir mit einem Ja"*)
Ich möchte für sie, dass sich die Entspannung noch mehr vertieft. Deshalb werde ich sie gleich bitten, ihre Augen zu öffnen und mit einem tiefen Atemzug wieder zu schließen. Das geht dann auch sehr leicht. Wenn ihre Augen wieder geschlossen sind, hat sich ihre Entspannung verdoppelt. Sie müssen es nur wollen und sich darauf einlassen. Öffnen sie jetzt ihre Augen, atmen sie tief ein und aus. Lassen ihre Augen zufallen und spüren, wie diese wohltuende Entspannung durch ihren ganzen Körper fließen darf. Gut so. Ihre Entspannung verdoppelt sich.

Entspannung des Nackens und der Schultern
Jetzt entspannen sie den Nacken und die Schultern so, dass sie das Gefühl bekommen, dass ihr Nacken und die Schultern entspannt sind. Was auch immer das für sie sein kann. Ihre eigene Entspannung. Ich kann es nicht für sie tun. Tun sie es für sich. Und wenn der Nacken und

die Schultern so entspannt sind, dass sie ein gutes Gefühl dabei haben, nicken sie einfach ganz leicht mit ihrem entspannten Kopf.
Sie nickt (Ich sage gerne: *"dann sagen sie es mir mit einem Ja"*)
Ich möchte für sie, dass sich die Entspannung noch mehr vertieft. Deshalb werde ich sie gleich wieder bitten, ihre Augen zu öffnen und mit einem tiefen Atemzug wieder zu schließen. Das geht dann auch sehr leicht. Wenn ihre Augen geschlossen sind, hat sich ihre Entspannung verdoppelt. Sie müssen es nur wollen und sich darauf einlassen. Öffnen sie jetzt Ihre Augen, atmen sie tief ein und aus. Lassen ihre Augen zufallen und spüren, wie diese wohltuende Entspannung durch ihren ganzen Körper fließen darf. Gut so. Ihre Entspannung verdoppelt sich.

Entspannung der Arme
Lassen sie jetzt auch ihre Arme entspannen, so dass sie das Gefühl bekommen, dass ihre Arme entspannt sind. Was auch immer das für sie sein kann. Ihre eigene Entspannung. Ich kann es nicht für sie tun. Tun sie es für sich. Und wenn die Arme so entspannt sind, dass sie ein gutes Gefühl dabei haben, nicken sie einfach ganz leicht mit ihrem entspannten Kopf.
Sie nickt. (Ich sage gerne: *"dann sagen sie es mir mit einem Ja"*)
Gut so. Ich möchte für sie, dass sich die Entspannung noch mehr vertieft. Deshalb werde ich sie gleich wieder bitten, ihre Augen zu öffnen und mit einem tiefen Atemzug wieder zu schließen. Das geht dann auch sehr leicht. Wenn ihre Augen geschlossen sind, hat sich ihre Entspannung verdoppelt. Sie müssen es nur wollen und sich darauf einlassen. Öffnen sie jetzt Ihre Augen, atmen sie tief ein und aus. Lassen ihre Augen zufallen und spüren, wie diese wohltuende Entspannung durch ihren ganzen Körper fließen darf. Gut so. Ihre Entspannung verdoppelt sich.

Entspannung des Ober- und Unterkörpers
Lassen sie ihren Oberkörper und den Unterkörper entspannen, so dass sie das Gefühl bekommen, dass ihr Ober- und der Unterkörper entspannt sind. Was auch immer das für sie sein kann. Ihre eigene Entspannung. Ich kann es nicht für sie tun. Tun sie es für sich. Und wenn der Oberkörper und der Unterkörper so entspannt sind, dass sie ein gutes Gefühl dabei haben, nicken sie einfach ganz leicht mit ihrem entspannten Kopf.
Sie nickt. (Ich sage gerne: *"dann sagen sie es mir mit einem Ja"*)
Gut so. Ich möchte für sie, dass sich die Entspannung noch mehr vertieft. Deshalb werde ich sie gleich wieder bitten, ihre Augen zu öffnen und mit einem tiefen Atemzug wieder zu schließen. Das geht dann auch sehr leicht. Wenn ihre Augen geschlossen sind, hat sich ihre Entspannung verdoppelt. Sie müssen es nur wollen und sich darauf einlassen. Öffnen sie jetzt ihre Augen, atmen sie tief ein und aus. Lassen ihre Augen zufallen und spüren, wie diese wohltuende Entspannung durch ihren ganzen Körper fließen darf. Gut so. Ihre Entspannung verdoppelt sich.

Entspannung der Beine
Lassen sie jetzt ihre Beine entspannen, so dass sie das Gefühl bekommen, dass ihre Beine entspannt sind. Was auch immer das für sie sein kann. Ihre eigene Entspannung. Ich kann es nicht für sie tun. Tun sie es für sich. Und wenn die Beine so entspannt sind, dass sie ein gutes Gefühl dabei haben, nicken sie einfach ganz leicht mit ihrem entspannten Kopf.
Sie nickt. (Ich sage gerne: *"dann sagen sie es mir mit einem Ja"*)
Gut so. Ich möchte für sie, dass sich die Entspannung noch mehr vertieft. Deshalb werde ich sie gleich wieder bitten, ihre Augen zu öffnen und mit einem tiefen Atemzug wieder zu schließen. Das geht dann auch sehr leicht. Wenn ihre Augen geschlossen sind, hat sich ihre Entspannung verdoppelt. Sie müssen es nur wollen und sich darauf einlassen.

Öffnen sie jetzt Ihre Augen, atmen sie tief ein und aus. Lassen ihre Augen zufallen und spüren, wie diese wohltuende Entspannung durch ihren ganzen Körper fließen darf. Lassen sie jetzt jeden Muskel in ihrem Körper so sehr entspannen, dass er völlig entspannt ist. So dass sich kein Muskel in ihrem Körper mehr bewegen will. Ihre Entspannung verdoppelt sich.

Teilabschnitt II: Test der Entspannung. Arm anheben und fallen lassen.

In ein paar Sekunden werde ich ihren rechten Arm ein wenig anheben und wieder loslassen. Sie brauchen dabei nichts zu tun, lassen sie es mich allein machen. Wenn sie meinen Anregungen bisher gefolgt sind, wird ihr Arm ganz locker und entspannt sein und einfach schwer wie ein Stein auf die Unterlage fallen. Und sie erlauben sich dabei doppelt so tief in eine wunderbare Entspannung zu sinken.

Hebe den Arm ein wenig und lasse ihn dann einfach wieder fallen. Wenn der Arm entspannt ist, wird er sich sehr schwer anheben lassen und locker auf die Unterlage fallen. Wenn der Arm nicht entspannt ist, versucht die Person dir zu helfen, den Arm anzuheben. Dann solltest du Folgendes wiederholen:

Lassen sie jetzt Ihre Arme noch intensiver und <u>schwerer</u> entspannen, so dass sie das Gefühl bekommen, dass ihre Arme wohlig <u>schwer</u> entspannt sind. Und wenn die Arme so <u>schwer</u> entspannt sind, dass sie ein gutes Gefühl dabei haben, nicken sie einfach ganz leicht mit ihrem entspannten Kopf.

Sie nickt. (Ich sage gerne: "*dann sagen sie es mir mit einem Ja*")

Gut so. Ich möchte für sie, dass sich die Entspannung noch mehr vertieft. Deshalb werde ich sie gleich wieder bitten, ihre Augen zu öffnen und mit einem tiefen Atemzug wieder zu schließen. Das geht dann auch sehr leicht. Wenn ihre Augen geschlossen sind, hat sich ihre Entspannung verdoppelt und die Arme sind angenehm <u>schwer</u> und entspannt. Sie müssen es nur wollen und sich darauf einlassen.

Öffnen sie jetzt Ihre Augen, atmen sie tief ein und aus. Lassen ihre Augen zufallen und spüren, wie diese wohltuende Entspannung durch ihren ganzen Körper fließen darf. Gut so. Ihre Entspannung verdoppelt sich.

Wenn der Arm entspannt ist, wird er sich für dich sehr schwer anheben lassen und locker auf die Unterlage fallen.

Sie machen das sehr gut. Das ist völlige körperliche Entspannung. Ich möchte, dass sie wissen, dass Menschen sich auf zwei Arten entspannen können. Körperlich und geistig. Sie haben mir bis hierher bewiesen, dass sie sich körperlich entspannen können. Jetzt möchte ich ihnen zeigen, wie sie sich auch geistig vollkommen entspannen können. Ich kann es nicht für sie tun, also tun sie es für sich. Sie brauchen einfach nur meinen Anregungen zu folgen.

Teilabschnitt III: Geistige Entspannung. Zahlen rückwärts zählen.

So wie ihr Körper bereits entspannt ist, wird sich auch ihr Geist entspannen. Ich werde sie gleich bitten, von der Zahl 100 an laut rückwärts zu zählen. Und das Geheimnis geistiger Entspannung ist, dass sie mit jeder Zahl, die sie nennen, ihre geistige Entspannung verdoppeln. Dabei lassen sie die folgenden Zahlen immer mehr verschwinden.

<u>*Löschen einfach die folgenden Zahlen aus Ihren Gedanken für die Zeit der Entspannung.*</u> *Und ich kann das nicht für sie tun, also tun sie es für sich. Mit jeder Zahl, die sie aussprechen, verdoppelt sich ihre geistige Entspannung. Und die folgenden Zahlen verschwinden mehr und mehr. Wenn sie bei der Zahl 96 angekommen sind, oder schon früher, wird ihr Geist so entspannt sein, dass die restlichen Zahlen aus ihrem Kopf verschwinden. Sie müssen nur wollen, dass es geschieht. Und es wird ihnen ganz leicht fallen, für die Zeit der Entspannung, die Zahlen aus ihrem Geist zu löschen, auszuschalten. Beginnen sie jetzt mit der Zahl 100 und verdoppeln Ihre geistige Entspannung.*

Die Klientin sagt: 100

Beginnen sie schon damit, das Folgende verschwinden zu lassen.
Die Klientin sagt: **99**.
Verdoppeln sie ihre geistige Entspannung und lassen die nächste Zahl aus ihrem Kopf verschwinden. Und ich kann das nicht für sie tun, also tun sie es für sich.
Die Klientin sagt 98.
Lassen sie das Folgende verschwinden und verdoppeln ihre geistige Entspannung. Schalten sie das Folgende aus, als würden sie die Zahlen wie mit einem Lichtschalter ausschalten.
Die Klientin schafft es noch, die Zahl 97 auszusprechen.
Verdoppeln sie ihre geistige Entspannung. Und ich kann das nicht für sie tun, also tun sie es für sich.
Wenn die Klientin weiter zählen sollte, musst du immer zwischen den Zahlen die Suggestionen geben, die Zahlen verschwinden zu lassen, oder die Zahlen ausschalten lassen und tiefer zu entspannen. Wenn die Klientin nicht mehr zählt, fragst du:
Sind sie alle verschwunden, sind sie weg? (Sind sie ausgeschaltet?)
Ja, sie sind alle weg.
Die Patientin/Klientin ist in einem angenehmen Entspannungszustand. Du kannst jetzt die eigentliche Therapie zielorientiert fortführen oder in die Matrix-Hypnose (Esdaile-Zustand, Hypnotisches Koma) führen.

Bei der Ausleitung musst du sorgfältig den Weg, der in die Hypnose führte, wieder zurückgehen. Lass dir dabei Zeit und wiederhole einige Suggestionen dabei.
Und während sie jetzt mehr und mehr aus ihrer inneren Wirklichkeit in ihre äußere Wirklichkeit, in diesen Raum wo ihre Hypnose begann, zurückkehren, erinnern sie sich wieder an alle Zahlen. Schalten sie, wie mit einem Schalter, alle Zahlen wieder ein, wie sie mit einem Schalter das Licht einschalten. Alle Zahlen sind wieder da. Und sie spüren, wie die Beine, der Unter-und Oberkörper wieder Kraft und Energie bekommen.

Wie auch die Arme, die Schultern, der Nacken und der Kopf wieder frischer und freier werden. Der Atem fließt von ganz allein ruhig und gleichmäßig. Das Herz schlägt ruhig und gleichmäßig. Die Augenlider sind ganz leicht. Alle Organe arbeiten auf für sie optimale Art Weise, wie es richtig und gut ist. Sie werden immer wacher und frischer und kraftvoller. Sie sind wieder ganz wach in diesem Raum, zu dieser Zeit. Öffnen sie ihre Augen.
Führe ein kurzes Nachgespräch ohne das Geschehene zu zerreden.

Bitte nutze hier die Möglichkeit auf dieser Seite deine eigenen Ideen einzubringen und die Suggestionen zu ergänzen oder anzupassen.

Meine eigenen Ideen

Werkzeug 66 Konzept für eine Ersthypnose, Standardtext.

Bei der ersten Einleitung einer Hypnose solltest du dir und der Patientin/Klientin Zeit lassen. Die Einleitung sollte so aufgebaut sein, dass die Person auf jeden Fall in einen Alphazustand kommt, in dem sie einen „Convincer„ erleben kann. Mit dem Gelingen des „Convincer" hat sie den „Beweis", dass sie in einer Hypnose ist. Außerdem wird durch den „Convincer„ die Hypnose vertieft. Wir haben den Text in einzelne Teile gegliedert. Die Abschnitte, die du sprechen kannst, sind fett und kursiv. Wenn du magst, kannst du den folgenden Text so ändern, dass er für dich richtig und gut ist. Dann wird dir auch die erste Hypnose gelingen.

Die Patientin/Klientin hat es sich in deinem Hypnosesessel oder deiner Hypnoseliege bequem gemacht. Du hast sie darauf vorbereitet, wie sie sich im Zustand der Trance fühlen kann.

1. **Gedanken kommen und gehen lassen.**
Lassen sie ihre Gedanken einfach kommen und gehen, wie die Wolken am Himmel. Sie haben es ja schon oft beobachtet, die Wolken kommen, bleiben einen kurzen Augenblick über ihnen, ziehen dann weiter und lösen sich auf wie der Rauch im Wind.
Genauso ist es ja auch mit ihren Gedanken. Ihre Gedanken kommen, bleiben einen kurzen Augenblick bei ihnen, ziehen dann weiter, so dass neue Gedanken kommen können, und lösen sich auf wie der Rauch im Wind. Alle Gedanken ziehen vorbei und lösen sich auf wie der Rauch im Wind.
Du könnest als Alternative die Gedanken kommen und gehen lassen wie Wellen an einem breiten Strand. Oder wie der Wind, der kommt und geht. Oder wie der Atem, der kommt und geht. Sicher hast du schon eigene Ideen.

2. Kegel über die Augen halten
Sehen sie nun bitte auf den kleinen Kegel über ihren Augen. Folgen ihm nur mit den Augen, ohne den Kopf zu bewegen.
Noch sehen sie den Kegel klar und deutlich. Und wenn er ihnen doppelt, verschwommen oder unscharf erscheint, wenn er sich in irgendeiner Weise verändert, beginnt die Hypnose bereits.
Oder so: *Wenn sie ihn gleich doppelt oder verschwommen oder unscharf sehen, können sie es mir sagen. Sie sehen den Kegel doppelt; und damit hat die Hypnose bereits begonnen. Nun brauchen sie mir nicht mehr zu antworten und können sich ganz und gar in dieses schöne Gefühl gleiten lassen.*
Nichts mehr wollen, nichts mehr sollen, nichts mehr müssen. Einfach alles geschehen lassen, wirken lassen, treiben lassen.

3. Augen brennen
Sie spüren jetzt, wie ihre Augen schläfrig werden, wie müde Ihre Augen sind. Immer schläfriger werden ihre Augen jetzt, immer müder. Ihre Augen beginnen zu brennen. Das Brennen verstärkt sich jetzt unaufhaltsam. Immer stärker brennt es in ihren Augen, immer müder sind ihre Augen. Wie eine Welle der Schwere strömt es nun in ihre Augenlider. Ihre Augenlider werden immer schwerer, immer schwerer.

4. Augen schließen sich
So schwer sind ihre Augenlider jetzt, dass sie den Wunsch haben, die Augen zu schließen. Dieser Wunsch ist so stark, dass sie ihm mehr und mehr, mit jedem Atemzug mehr, nachgeben. Machen sie die Augenlider so schwer, dass sich ihre Augen schließen. Wie angenehm ist es doch, sich hinter den geschlossenen Augen zu entspannen. Treiben lassen, geschehen lassen, wirken lassen. So müde sind sie jetzt, so müde. Und mit jedem meiner Worte werden sie immer müder, immer müder. Und es tut gut, zu spüren, wie die Augenlider sich jetzt ausruhen können.

5. **Einleitung der Hypnose**

Und eine Welle der Ruhe und Harmonie darf durch ihren Körper strömen. Und sie erlauben sich, diese Welle der Ruhe und Harmonie von ihrem Kopf in den Nacken fließen zu lassen. So angenehm und entspannend und wohlig. Und die Welle der Ruhe und Schläfrigkeit darf weiter fließen vom Kopf in den Nacken und in die Schultern.
So dass die Schultern die Last loslassen können. So angenehm ist das. Und die Welle darf fließen vom Kopf in den Nacken, in die Schultern und weiter in die Arme. In die Oberarme, in die Unterarme, in die Hände bis zu den Fingerspitzen. So gut tut es, diese Entspannung zu fühlen, wie sie sich ausbreitet und fließt vom Kopf in den Nacken, in die Schultern und weiter in die Arme. In die Oberarme, in die Unterarme, in die Hände bis zu den Fingerspitzen. Und sie dürfen sich erlauben, diese Welle der Entspannung weiter fließen zu lassen in den Oberkörper, in den Unterkörper, in beide Beine hinein. So gut tut es, sich zu entspannen und die Welle der Ruhe und Harmonie, der tiefen Müdigkeit fließen zu lassen vom Kopf in den Nacken, in die Schultern und weiter in die Arme. In die Oberarme, in die Unterarme, in die Hände bis zu den Fingerspitzen. Und weiter fließen zu lassen in den Oberkörper, in den Unterkörper, in beide Beine hinein. In die Oberschenkel, in die Unterschenkel, in die Füße bis zu den Zehenspitzen. So angenehm und wohlig fühlt es sich an. Nichts kann stören jetzt. Sie lassen sich immer tiefer in diese Ruhe und Harmonie sinken. Mit jedem meiner Worte und mit jedem Atemzug, den sie tun, sinken sie immer tiefer in diese Ruhe und Harmonie, in diesen tiefen, tiefen heilenden Schlaf. Während dieser ganzen Zeit lassen sie sich von meiner Stimme immer tiefer führen. Denn meine Stimme führt sie wie an einer starken sicheren Hand sicher und geborgen immer tiefer in diesen heilenden Schlaf.

6. **Auf eine Düne führen.**
Und wie in einem Traum führt meine Stimme sie an einen Ort der völligen Ruhe und Harmonie. Führt sie auf eine hohe Düne an einem weiten, weiten Strand. Deutlich können sie sich den Strand vorstellen. Von dort können sie diesen herrlichen weiten Strand sehen. Warmer, weicher, weißer Sand liegt an diesem Strand. Das Wasser rollt in sanften Wellen in den Sand hinein. Der Wind spielt sanft mit dem Sand, und die Sonne scheint angenehm warm. Dort möchten sie hin.

7. **An den Strand führen**
Von Ihrer Düne aus führt ein breiter, sicherer, bequemer Weg. Und sie gehen jetzt diesen breiten, sicheren Weg hinunter zum Strand. Schritt für Schritt gehen sie diesen Weg hinunter. Immer tiefer und tiefer. Mit jedem Schritt, den sie tun, werden sie immer schläfriger, immer müder. Schritt für Schritt gehen sie tiefer und tiefer. Werden immer schläfriger, immer müder. Nun haben sie den Strand erreicht. Gehen hinein in diesen warmen, weichen Sand. Schritt für Schritt gehen sie jetzt am Strand entlang. Schritt für Schritt. Bis zu den Knöcheln sinken ihre Füße in den weichen Sand ein, und jeder Schritt fällt ihnen immer schwerer. So schwer ist es, in diesem weichen Sand zu gehen. Mit jedem Schritt werden ihre Beine immer schwerer und ihr Körper immer müder.

8. **Tor zum Unterbewusstsein öffnen**
Und mit jedem Schritt, den sie tun, öffnet sich das Tor zu ihrem Unterbewusstsein. Ganz weit öffnet sich das Tor zu ihrem Unterbewusstsein, so dass alle meine Worte tief und fest und unauslöschlich in ihr Unterbewusstsein dringen, sich dort verankern. Meine Stimme begleitet sie jetzt und überall hin. Und alles, was meine Stimme sagt, jedes Wort, jeder Satz und jede Bedeutung nimmt ihr Unbewusstes mit Interesse und Achtsamkeit wahr.

Bewertet es auf ihre eigene Art und Weise, wie es für sie richtig ist und integriert es in ihr Denken, Fühlen und Handeln. Und alles, was ich sage, wird auch genauso geschehen, weil sie selbst es sich so wünschen. Sie denken, fühlen und handeln so. Schritt für Schritt gehen sie weiter an diesem ruhigen Strand entlang. Werden mit jedem Schritt immer schläfriger, immer müder, ihre Beine immer schwerer.

9. Zur Bucht führen

Dort hinten sehen sie eine wunderschöne Bucht. Tiefer Friede und Harmonie strömen von dort her. Da möchten sie hin. Schritt für Schritt gehen sie näher zu dieser wunderbaren Bucht. Und mit jedem Schritt, den sie tun, werden sie immer schläfriger, immer müder. Nun haben sie die Bucht erreicht. Spüren diese Ruhe, diese Harmonie. Fühlen sich ganz sicher und geborgen. So schläfrig sind sie jetzt, so müde. Sie legen sich jetzt in diesen weißen, weichen, warmen Sand. Schließen die Augen und lassen sich treiben, wie ein kleines Fischerboot das ganz ruhig am Ufer vorbei treibt. Nichts kann ihre Ruhe stören. Da ist meine Stimme. Sie lassen sich von meiner Stimme führen, und meine Stimme ist für sie die Verbindung zur Umwelt. Mit jedem Wort meiner Stimme werden sie immer schläfriger immer müder.

10. Hand über die Stirn halten

Ich halte jetzt meine Hand über ihre Stirn. Sie spüren die Ruhe, die aus meiner Hand strömt. Diese Ruhe strömt jetzt wie eine angenehme Welle durch ihren Körper, durch ihren Geist. Diese Ruhe umhüllt sie jetzt, wie die warme weiche Decke sie umhüllt. Sie fühlen sich ganz wohl darunter, sicher und geborgen. Sie lassen sich immer tiefer und tiefer in diese Ruhe und Geborgenheit gleiten. Immer schläfriger sind sie jetzt, immer müder.

11. Vertiefung, Hand auf die Schulter legen.

Ich lege jetzt meine Hand auf ihre Schulter. Sie spüren meine Hand, spüren die Ruhe, die davon ausgeht. Und nun spüren sie, wie eine angenehme Welle der Schwere in ihren rechten Arm strömt. Diese bleierne Schwere strömt jetzt in ihren Oberarm, in den Unterarm, bis in die Fingerspitzen hinein. So schwer ist jetzt ihr rechter Arm, ihre Hand. Bleischwer der ganze rechte Arm. Diese bleierne Schwere strömt nun hinüber in den linken Arm, in den linken Oberarm, den linken Unterarm, bis in die Fingerspitzen hinein. So schwer ist jetzt auch ihr linker Arm, ihre linke Hand. Bleischwer der ganze linke Arm. Diese bleierne Schwere strömt nun wie eine angenehme Welle durch ihren Oberkörper, in den Unterkörper. Strömt weiter in beide Beine, in beide Füße, bis in die Zehenspitzen hinein. Beide Beine sind jetzt so schwer, so bleischwer. Ihr ganzer Körper ist jetzt so schwer, so bleischwer. Sie fühlen sich ganz wohl, ganz sicher und geborgen. Werden nur noch schläfriger, noch müder. Nun strömt eine wohltuende Wärme aus meiner Hand in ihren rechten Arm. In den rechten Oberarm, den Unterarm, die rechte Hand. Der rechte Arm ist jetzt bleischwer und wohlig warm. Diese wohltuende Wärme strömt nun auch hinüber in den linken Arm.
In den linken Oberarm, den linken Unterarm, die linke Hand. Auch der linke Arm ist jetzt bleischwer und wohlig warm. Diese wohlige Wärme strömt nun durch ihren ganzen Körper bis in beide Beine und beide Füße hinein. Ihr ganzer Körper ist nun bleischwer und wohlig warm. So wohl fühlen sie sich jetzt, so sicher, so geborgen wie niemals zuvor. Und mit jedem meiner Worte lassen sie sich immer tiefer und tiefer in diese wunderbare Müdigkeit hinein gleiten. Sie lassen den Alltag weit hinter sich und fühlen sich immer wohler, immer geborgener, immer müder.

12. Positive Suggestionen geben.
In diesem wunderbaren Heilschlaf erholt sich nun ihr ganzes Nervensystem. Jede gesunde Zelle speichert neue Kraft und Energie. Mit jedem Atemzug, den sie tun, nehmen sie mehr und mehr Ruhe und Energie in sich auf, denn in der Ruhe liegt die Kraft. Und in der Harmonie liegt die Energie. In Ruhe und Harmonie erreichen sie alles, woran sie fest und unerschütterlich glauben. Lebensmut, Lebenskraft und Lebensfreude sind ein Teil ihrer Persönlichkeit, und werden von Tag zu Tag immer stärker in ihnen. Sie sind ein gesunder, glücklicher, erfolgreicher Mensch. Alles was sie beginnen gelingt ihnen.

13. Ruhen lassen. Leerhypnose
Ich werde jetzt eine kleine Weile nicht zu ihnen sprechen. In dieser Zeit gleiten sie immer tiefer in diese wunderbare Ruhe und Harmonie. Wenn sie meine Stimme wieder hören, lassen sie sich von meiner Stimme weiter führen, und alles wird genauso geschehen, wie ich sage und nicht anders, weil sie selbst es sich so wünschen. Und nun schlafen sie, schlafen.

14. Rapport wieder aufnehmen
Nun hören sie meine Stimme wieder ganz klar und deutlich; und alles wird wieder so geschehen, wie ich es sage. In diesem tiefen Heilschlaf hat sich ihr ganzes Nervensystem erholt. Jede gesunde Zelle ihres Körpers hat sich vollgetankt mit neuer Kraft und Energie. Alles woran sie positiv fest und unerschütterlich glauben, werden sie erreichen. Wenn ich sie gleich bitte, die Augen zu öffnen, können sie die Augen öffnen und ruhig und gelöst mit mir sprechen. Ihr Körper aber schläft tief und ruhig weiter und wird mit jedem Wort, das ich zu ihnen spreche, immer noch müder und müder. Wenn ich dann meinen Finger auf ihre Stirn lege, brauche ich nur noch von vier bis null zu zählen, und noch bevor ich die Zahl null nenne, fallen ihre Augen wie von selbst zu,

und sie gleiten noch tiefer in diesen wunderbaren Heilschlaf als sie jetzt schon sind. Jedes Mal, wenn ich meinen Finger in Zukunft auf ihre Stirn lege und von vier bis null zähle, fallen ihnen die Augen wie von selbst zu, noch bevor ich die Zahl null nenne. Bitte öffnen sie jetzt Ihre Augen. Wie fühlen sie sich? Wie fühlt sich ihr Körper an?
Die Patientin/Klientin sagt, dass sie sich angenehm schwer fühlt.

15. Convincer geben.
Ihr rechtes Bein ist so schwer, dass sie es kaum anheben können. Je mehr sie jetzt versuchen, ihr Bein zu heben, desto schwerer wird es, desto weniger wird es ihnen gelingen.
Testen, ob sie das Bein heben kann. Sie kann das Bein nicht heben.
Versuchen sie es ruhig. Sie sehen, es geht nicht mehr. Nun versuchen sie es nicht mehr. Alles ist gut. So wie sich dieses nun verwirklicht hat, wird sich alles verwirklichen, was ich in ihr Unterbewusstsein eingebe, weil auch sie selbst es sich genauso wünschen. So wie sich die Formel eben verwirklicht hat, wird es auch jetzt geschehen; ich lege meinen Finger auf ihre Stirn und zähle von vier bis null. Mit jeder Zahl, die ich tiefer zähle, werden sie immer müder und müder. Mit jeder Zahl, die ich tiefer zähle, gleiten sie immer tiefer in diese Ruhe hinein.

16. Finger auf die Stirn legen und die Trance vertiefen.
Vier, nichts mehr wollen, nichts mehr sollen, nichts mehr müssen jetzt.
Drei, so müde sind ihre Augen jetzt, so schwer die Augenlider. Der Wunsch, die Augen zu schließen, wird so stark in Ihnen, dass Sie nicht widerstehen können.
Zwei, so müde sind ihre Augen jetzt, so schwer die Augenlider, dass sich ihre Augen ganz von alleine schließen.
Eins, so wie mein Finger jetzt an ihrer Stirn immer tiefer und tiefer gleitet, gleiten auch sie immer tiefer und tiefer in diese wunderbare Ruhe, in diese grenzenlose Müdigkeit.

Null, wenn ich jetzt meinen Finger von ihrer Stirn löse, lösen sie sich aus dem Alltag, und schlafen nur noch fester, tiefer und wohliger.

17. Positive Suggestionen geben.
Hier fügen wir Suggestionen für die Zielerreichung oder eine Metapher ein.

18. Hypnose ausleiten
Dieses Wissen, diese Sicherheit nehmen sie nun mit in den Tag. Ich zähle jetzt von eins bis sechs. Bei der Zahl sechs öffnen sie Ihre Augen, sind frisch und munter wie nach einem erholsamen Schlaf.

Eins - sie lösen sich von den Bildern. Das Tor zu ihrem Unterbewusstsein schließt sich wieder. Aber alles, was ich ihnen gesagt habe, ist tief und fest und unauslöschlich in Ihrem Unterbewusstsein gespeichert. Sie spüren, wie sie immer leichter und wacher werden.

Zwei - ihre Atmung und ihr Kreislauf normalisieren sich. Ihr Herz schlägt ruhig und harmonisch.

Drei - sie werden jetzt immer wacher, immer leichter. Arme, Beine, Gelenke, die ganze Muskulatur ihres Körpers sind jetzt federleicht und ganz frei zu bewegen.

Vier - sie sind wieder hellwach, ganz frisch und munter, voller Kraft und Energie. Sie fühlen sich wie nach einem erholsamen Schlaf.

Fünf - sie nehmen bewusst die Umgebung wieder wahr. Sie hören und erleben wieder alles normal. Alles ist wieder für sie da. Sie sind ganz wach, voller Kraft und Energie.

Sechs - Schlagen sie die Augen auf. Und wenn sie möchten, recken und strecken sie sich noch einmal.

Führe ein kurzes Nachgespräch, ohne das Geschehene zu zerreden.

Mit dieser Fülle an Werkzeugen wird es dir sicher ganz leicht gelingen, deine persönliche Hypnosetechniken zu finden und erfolgreich, individuell für die Patientin/Klientin oder den Patienten/Klienten erfolgreich anzuwenden.

Dir, als Anwender der Hypnosetherapie, wünschen wir viel Freude und Erfolg.

Wir möchten dich einladen, uns zu kontaktieren, wenn du Fragen
oder Anregungen hast. Wir würden uns freuen, DICH, ja DICH, dabei kennen zu lernen.

www.hypnose-ausbildung.info
akademie@hypnose-ausbildung.info
Tel.: 02361/ 10 83 88

Bei unserer Arbeit, aber auch bei der Erstellung dieses Buches, beherzigen wir die Weisheit unseres Lehrers Werner Walldorf, der sagte und auch so lebte:
„Ich wäre ein schlechter Ausbilder, wenn meine Schüler nicht besser würden als ich es bin".

Bisher haben wir folgende Bücher veröffentlicht:

- Hypnose - Konzepte für Schwangerschaft und Geburt, 2009, BoD Verlag.
- Hypnose-Werkzeugkasten 1, Rauch-FREI sein, BoD Verlag.
- Hypnose-Werkzeugkasten 2, Gesund abnehmen, BoD Verlag.
- Hypnose-Werkzeugkasten 3, Angstbewältigung, BoD Verlag.

Über die Autoren

Petra Egeling ist seit August 1999   Heilpraktikerin.
Sie ist EMDR-Therapeutin und Hypnosetherapeutin.
Sie leitet die Recklinghäuser Akademie für Hypnose e.Kfr.
und die Praxis für Naturheilkunde in Recklinghausen.

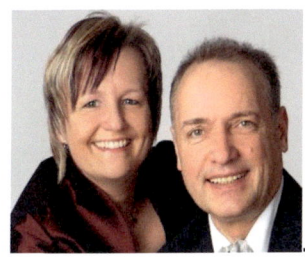

Hans-Werner Egeling hat 1984 ein Studium zum Praktischen Psychologen abgeschlossen. Er ist Heilpraktiker, NLP Master Practitioner, EMDR-Therapeut und Hypnosetherapeut.

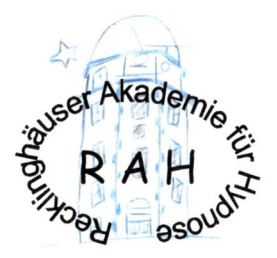

Wenn du Fragen hast oder wenn du Kritik äußern möchtest, wende dich bitte an uns. Durch dein kritisches Urteil zu diesem Buch können wir es in Zukunft besser machen.

Kontakt:
Recklinghäuser Akademie für Hypnose e. Kfr. P. Egeling
Börster Weg 54, 45657 Recklinghausen, Tel.: 0 23 61/10 83 88
www.hypnose-ausbildung. info

Nachwort

*Auch wenn das Buch jetzt zu Ende ist,
die Hypnose wird nie zu Ende sein,
wenn sie in Deinem Herzen lebt.*

*Gehe DEINEN Weg,
aber gehe ihn mit ganzem Herzen.*

Literaturliste

- Alman, Brian M. / Lambrou, Peter T., 2004: Selbsthypnose, Carl-Auer-System Verlag, Heidelberg

- Antunovic, Davor, 2008, Lehrbuch für Hypnosetherapeuten, BoD Verlag, Norderstedt

- Beaulieu, Dani, 2010, Impact-Techniken für Psychotherapie, Carl-Auer-System-Verlag, Heidelberg

- Blohm, Wolfgang, 2006, Selbsthypnose und Hypnotherapie, mvg-Verlag, München.

- Bökmann, Martin, 2005: Mit den Augen eines Tigers, Carl-Auer-System Verlag, Heidelberg.

- Bongartz, B. u. W., 1999: Hypnose - wie sie wirkt und wem sie hilft, Rowohlt Verlag, Reinbek.

- Egeling, Petra und Werner, 2009, Hypnose - Konzepte für Schwangerschaft und Geburt, BoD Verlag, Norderstedt

- Egeling, Petra und Werner, 2013, Hypnose-Werkzeugkasten 1, Rauch-FREI sein, BoD Verlag, Norderstedt

- Egeling, Petra und Werner, 2014, Hypnose-Werkzeugkasten 2, Gesund abnehmen, BoD Verlag, Norderstedt

- Egeling, Petra und Werner, 2015, Hypnose-Werkzeugkasten 3 Angstbewältigung, BoD Verlag, Norderstedt

- Erickson, Milton H. / Rossi, Ernest L. / Rossi, Sheila L., 2004, Hypnose, Induktion, Therapeutische Anwendung, Beispiele, Pfeiffer bei Klett-Cotta, Stuttgart.

- Erickson, Milton H. / Rossi, Ernest L. / Rossi, Sheila L., 2004, Hypnose erleben, Pfeiffer bei Klett-Cotta, Stuttgart.

- Grinder, John und Bandler, Richard, 2007, Therapie in Trance, Klett-Cotta Verlag, Stuttgart.

- Grzeskowitz, Ilja, 2010, Impromptu Hypnose, BoD Verlag, Norderstedt

- James,Tad, 2007, Kompaktkurs Hypnose, BoD Verlag, Norderstedt

- Kaiser Rekkas, Agnes, 2001: Die Fee, das Tier und der Freund, Carl-Auer-System Verlag, Heidelberg.

- Kaiser Rekkas, Agnes, 2005, Klinische Hypnose und Hypnotherapie, Carl-Auer-System Verlag, Heidelberg.

- Kossak, Hans-Christian, 1993, Lehrbuch Hypnose, BELTZ Psychologie Verlags Union, Weinheim.

- Le Cron, Leslie M., 1996, Selbsthypnose, Ariston Verlag, Kreuzlingen.

- Leuner, Hanscarl, 1998, Lehrbuch der Katathym-imaginativen Psychotherapie, Verlag Hans Huber, Göttingen.

- Maaß, Evelyne / Ritschl, Karsten, 2000, Phantasiereisen leicht gemacht, Junfermann Verlag, Paderborn.

- Meinhold, Werner J., 1997, Das große Handbuch der Hypnose, Ariston Verlag, Kreuzlingen.

- Mika Dr., Klaus, 2001, Eine Hypnose-Kurzzeittherapie als neue Möglichkeit zur Behandlung psychosomatischer Erkrankungen, MIKA-Verlag, Hildesheim.

- Milzner, Georg, 1999, Schmerz und Trance, Band 1 und 2, Carl-Auer-System Verlag, Heidelberg.

- Müller, Arno / Krieger, Klaus Dirk 1998, Hypnosetherapie in der ärztlichen Praxis, Karl F. Haug Verlag, Heidelberg.

- Revenstorf, Dirk /Burkhard, Peter, 2005, Hypnose in Psychotherapie, Psychosomatik und Medizin, Springer Verlag, Berlin.

- Rosmanneck, Heinz / Ninnemann, Ingrid, 2001, Das kleine 1x1 der Psychologie, Psychotherapie und Hypnose, Verlag videe OHG, Niebüll.

- Scharl, Hubert H., 1974, Moderne Hypnose-Techniken für Mediziner, T. Marczell-Verlag, Puchheim.

- Scholz, Wolf-Ulrich, 1994, Hypnose und Hypnotherapie, PAL Verlagsgesellschaft, Mannheim.

- Schwegler, Christian, 2014, Der Hypnotherapeutische Werkzeugkasten, PS Praxis Schwegler, Schweiz, 4101 Bruderholz.

- Sigdell, Jan Erik, 2006, Reinkarnationstherapie, Wilhelm Heyne Verlag, München.

- Simon, Ingo Michael, 2011, Zehn Hypnosen, BoD Verlag, Norderstedt

- Tepperwein, Kurt, 1996, Die geheimen Techniken der Hypnose, Reulle-Verlag,Booklooker, C Books Germany GmbH, Düsseldorf

- Vetter, Petra, 2017, Hypnose in der Homöopathischen Praxis, BoD Verlag, Norderstedt

- Weh, Dr. Michael, 2016, Magie der Hypnose, Monsensteiun und Vannerdat, Münster